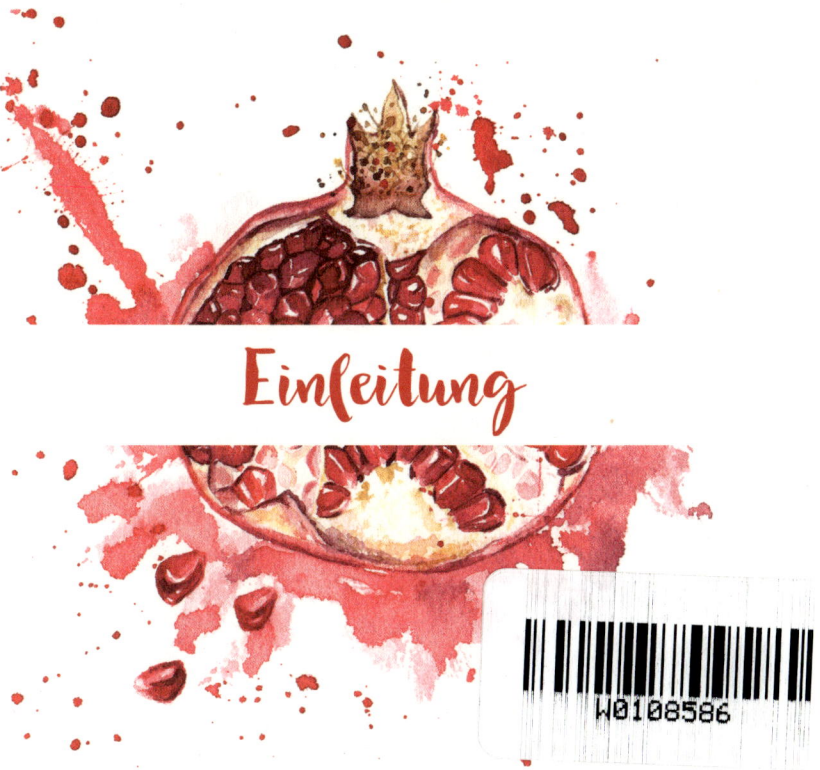

# Einleitung

Jeden Monat das Gleiche: Es fließt Blut. Die Hälfte der Weltbevölkerung hat ihre Periode – und ist ständig damit beschäftigt, sich das ja nur nicht anmerken zu lassen. Selbst im 21. Jahrhundert, nachdem tausende Generationen von Frauen vor uns Ozeane mit ihrem Blut gefüllt haben, ist die Menstruation immer noch pfui. Ein Tabu. Das monatlich wiederkehrende Blut wird mit aller Kraft ignoriert, die natürlichste Sache der Welt soll bitte unsichtbar geschehen. „Unsere Tage" sollen sein wie alle Tage. Das war die schlechte Nachricht. Jetzt kommt die gute: Es rappelt in der Tamponschachtel! Und zwar gewaltig. Weltweit beginnen Frauen seit Kurzem, sich gegen diesen verklemmten und verkrampften Umgang mit der Periode zu wehren. Sie twittern über Menstruationsprobleme und entwerfen witzigen Schmuck, der aussieht wie die wohlbekannten Flecken in der Unterhose. Sie entwickeln Unterwäsche, die Blut aufsaugt und zeigen online ihre Menstruationskunst. *Period Positivity* nennt sich die Bewegung in Amerika, bei uns saust schon das Wort *Menstruationsrevolution* durch die Medien.

Und wisst Ihr was? Es kann tatsächlich Spaß machen, sich einmal unbefangen der eigenen Bluterei zu widmen. Es ist nämlich höchste Zeit, dass wir aufhören, unseren monatlichen Ausnahmezustand bis zur Unkenntlichkeit zu verstecken. Es stimmt ja: Als *Ladies in Red* sind wir nicht sauber, frisch, duftend und fröhlich. Wir

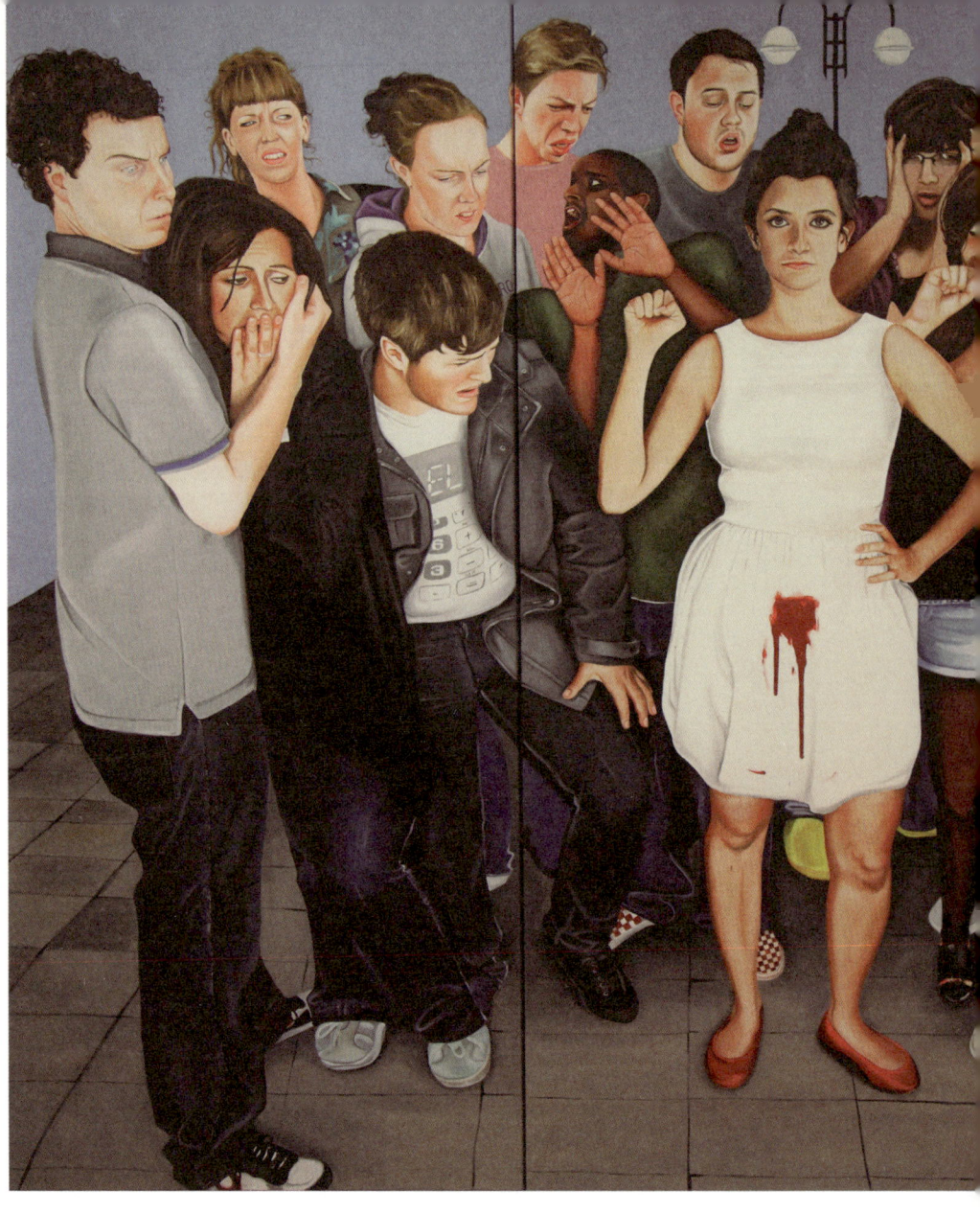

schwitzen, wir sind aggressiv, haben Rückenschmerzen, schreckliche Haare und fangen bei jeder Gelegenheit an zu heulen. Blut ist unsere Spur. Dieses Buch zeigt Euch die Menstruation aber mal von einer anderen Seite! Die monatliche Periode ist, wie Ihr in diesem Buch entdecken könnt, unser fix installierter Jungbrunnen. Das Menstruationsblut entpuppt sich als geniales Detox-Programm. Die lästigen PMS-Zustände geben uns Hinweise darauf, was in unserem Leben nicht passt. Und unser Zyklus garantiert nichts Geringeres als den Weiterbestand der Menschheit.

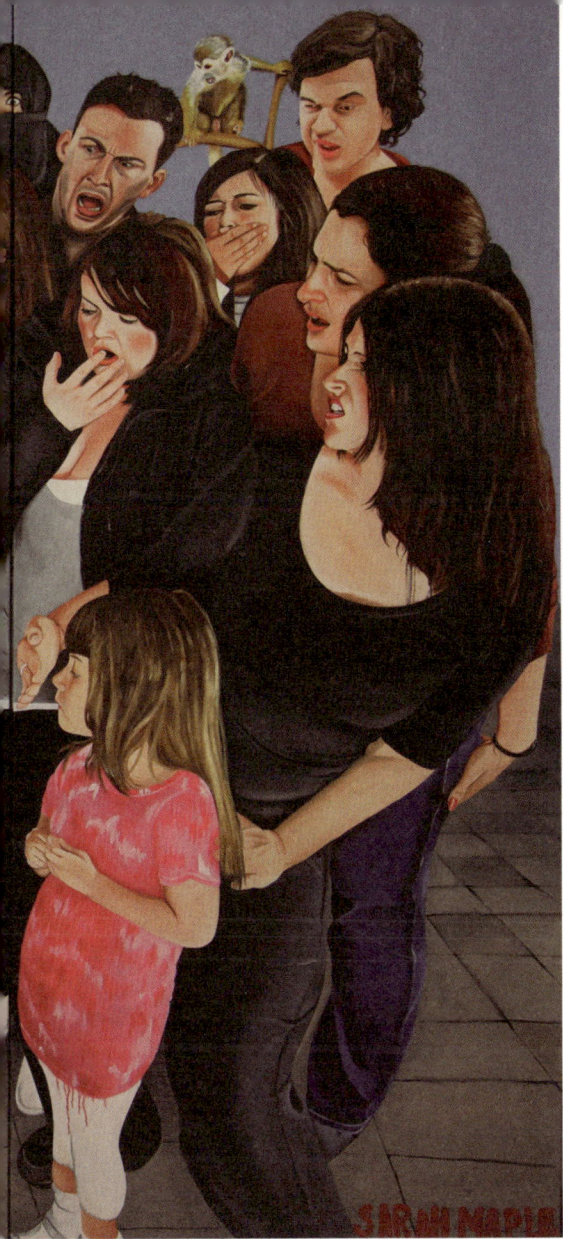

*© Sarah Maple*

Klingt jetzt pathetisch? Ja. Stimmt aber trotzdem. Man muss die Menstruation natürlich nicht glorifizieren, aber etwas so Praktisches und Großartiges sollte man eindeutig nicht hinter Scham, Ekel und Schweigen verstecken.

Im Buch findet Ihr viele Kapitel zum Schmökern – von den neuen Trends bis zu alten Tabus, die man sich einmal vor Augen führen muss, um unseren heutigen, problembehafteten Umgang mit der Menstruation zu verstehen. Dazu gibt es Interviews, Fragebögen und Wegweiser, wie Ihr die „Sprache" Eurer Menstruation verstehen könnt. Und Ihr findet angeleitete Tagebuchseiten, mit deren Hilfe Ihr Muster und Regelmäßigkeiten bei der Regel entdecken könnt: physisch, psychisch und emotional. Die aufs ganze Buch verteilten Diary-Seiten werden immer nur in der Woche der Menstruation geführt und reichen für 14 Perioden, also ein gutes Jahr.

Das *Buch der Tage* richtet sich an Frauen jeden Alters, egal durch welche Hormonkurve Ihr gerade braust. Im Schnitt erleben Frauen über vierhundertmal eine Periode, wir bluten also mehr als 2.000 Tage unseres Lebens. Keine Kleinigkeit! Da sollten wir uns doch schleunigst selbst den roten Teppich ausrollen und auf ihm zu einem entspannten Umgang mit unseren Tagen schreiten. Ich wünsche mir, dass dieses Buch Euch ein Stück weit auf diesem Weg begleitet – bunt, herzlich und voller Freude. 🔴

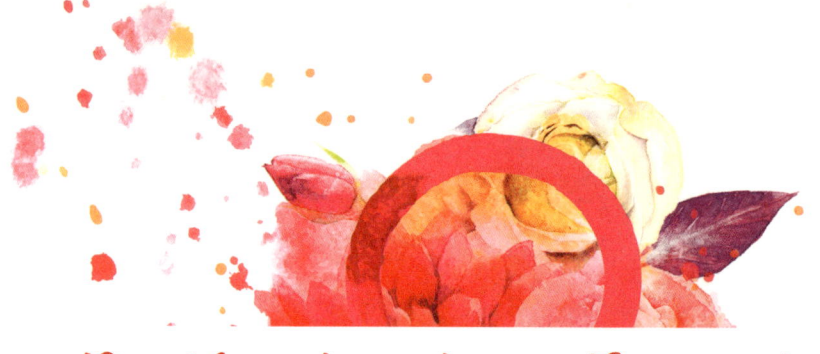

# Die Menstruations-Revolution

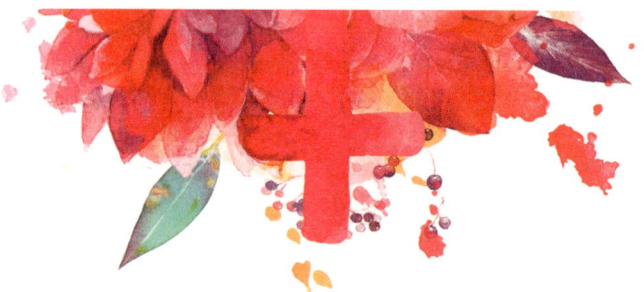

**Die Menstruation ist plötzlich ein großes Thema. Angetrieben von den Sozialen Medien wird die Periode aus der Schmuddelecke geholt und der verdruckste Umgang mit den Tagen kräftig durchgeschüttelt. Gut so! Denn das bringt neue Erfindungen, neue Trends und ein neues weibliches Selbstbewusstsein.**

Winter 2015 in New York. Die Temperaturen fallen in den Keller, dennoch erhitzt ein Thema die New Yorker: eine Werbekampagne der neuen Firma *Thinx*. Von zwei jungen Frauen gegründet, produziert *Thinx* revolutionäre Unterwäsche für Frauen, die gerade ihre Periode haben. Die Baumwoll-Slips, die Tampons und Binden überflüssig machen, gibt es nur online zu kaufen und das Start-Up steckt sein gesamtes Marketingbudget in eine einzige Aktion – die Zwillingsschwestern Miki und Radha Agrawal wollen die gesamte New Yorker U-Bahn-Linie L im Trendviertel Williamsburg mit Werbung für ihre Panties vollpflastern. Wollen *Thinx* mit einem Schlag bekannt machen. Und wollen den New Yorkerinnen zeigen, dass es nach 85 Jahren Stillstand endlich wieder eine Erfindung am Sektor Frauenhygiene gibt! 1930 war zuletzt das Tampon entwickelt worden, nun bringt *Thinx* elegante Unterwäsche, die das Blut einfach wegsaugt und trotzdem stundenlang trocken bleibt. Großartig! Das Problem ist nur: Als die Verantwortlichen der Verkehrsbetriebe die Anzeigen sehen, verweigern sie die Kampagne. Das Wort „Periode" in Verbindung mit einer Frau auf einem Plakat ginge gar nicht. „Ganz persönlich" fände er das „widerlich", sagt der Präsident der Verkehrsbetriebe MTA später in einem Interview mit AM-New York.

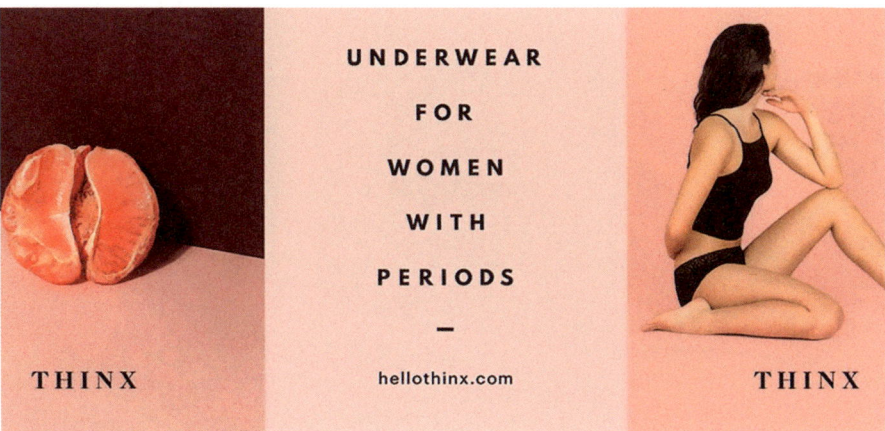

Periodenschämen im 21. Jahrhundert? Hört das denn nie auf? Die Damen von *Thinx* sind entsetzt und wehren sich. Gehen an die Presse, berichten in den Sozialen Medien. Der *Shitstorm*, der in der Folge über die Verkehrsbetriebe hereinbricht, ist gewaltig – und die Kampagne erscheint!

Zehn Jahre zuvor wäre das so wohl noch nicht möglich gewesen. Festzementiert nach Jahrtausenden der Repression (siehe nächstes Kapitel) beginnt das Tabu erst langsam zu bröckeln. Und wie so oft in unserer internetvernarrten Zeit bringen vor allem die Sozialen Medien richtig Schwung in die Bewegung. 2010 gab es ein erstes Aufflackern, als die sechs Freundinnen der Gruppe *Sangre Menstrual* in weißen, blutverschmierten Hosen durch Madrid spazierten und ihr „Manifest für die Sichtbarkeit der Menstruation" offline und online verteilten. Im Jahr 2013 brachte dann das Mode-Label American Apparel ein bis heute legendäres T-Shirt auf den Markt. Die feministische Künstlerin Petra Collins designte eine riesige, behaarte Comic-Vagina, aus der Blut läuft. Aber richtig los ging es dann Anfang März 2015. Da postete Rupi Kaur, eine kanadische Studentin, an einem Montag Morgen ein Foto von sich auf Instagram:

**Trend Thinx.**
*Im Jahr 2014 begann Thinx mit der Entwicklung von antibakterieller Unterwäsche, die das Menstruationsblut aufsaugt. So kann ein chicer Slip die Menge von 2 Tampons aufnehmen. Funktioniert super! Die Höschen werden im Anschluss gewaschen und sind rund ein Jahr einsatzbereit. Aus dem frauengeführten Start-Up wurde mittlerweile eine höchst erfolgreiche Firma. Zu bestellen gibt es Thinx-Wäsche nur im Internet, geliefert wird auch nach Europa.* **www.shethinx.com.**

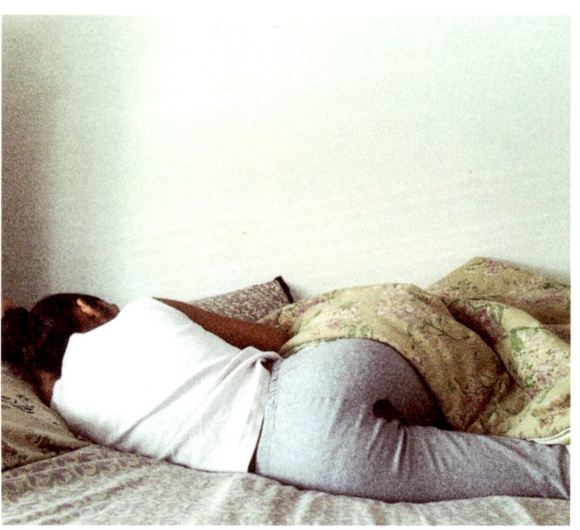

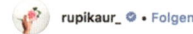

Foto Rupi Kaur

Man sieht eine Frau schlafend im Bett, auf den zweiten Blick erkennt man auf ihrem Pyjama und dem Leintuch einen kleinen Blutfleck. Ein Malheur, das wohl jeder menstruierenden Frau schon passiert ist. Doch schon nach kurzer Zeit wurde das Foto von Instagram gelöscht. Rupi Kaur war verwundert, postete das Foto erneut – und wenige Stunden später hatte Instagram es wieder entfernt. Diesmal mit Begründung: Das Bild verstoße gegen die Richtlinien der Seite. Dass auf Instagram zigtausende Fotos mit anstößigen oder Frauen erniedrigenden Sujets erscheinen und dass selbst die Accounts von Porno-Magazinen nicht zensuriert werden, war mit den Richtlinien offenbar vereinbar. Die Menstruation leider nicht. Verärgert postete Rupi Kaur das Foto samt Begründung auf Facebook und ging schlafen. Über Nacht wurde ihre Reaktion tausendfach geteilt, der Post wurde viral und am nächsten Morgen meldeten sich Medien aus aller Welt bei der überraschten Studentin. Ein kleiner Blutfleck auf der Pyjamahose war zu einem weltweiten Ereignis geworden.

Seither hat das Thema Menstruation Fahrt aufgenommen. Während in der „realen" Welt immer noch häufig um das Thema rumgedruckst wird (außer natürlich bei den immer modernen Skandinaviern), entpuppte sich das Jahr 2015 als Trendwende im Web. Zuerst entschuldigte sich Instagram aufgrund der weltweiten Schelte bei Rupi Kaur und stellte das Foto wieder online. Periodenblut ist jetzt auf Instagram öffentlich erlaubt. Und danach ging es hurtig weiter: Die damals 19-jährige Schülerin Elona Kastrati aus Karlsruhe bemalte Damenbinden mit frauenbewegten Sprüchen und klebte diese Binden am Weltfrauentag, dem 8. März, an öffentliche Plätze überall in der Stadt. „Stellt euch vor, Männer wären von Vergewaltigungen genauso angeekelt wie von der Periode!" ist da zu lesen, oder „My pussy, my choice!" Von jeder Binde, egal ob bei der Busstation oder am Laternenpfahl, stellte sie ein Foto ins Netz – immer mit dem Hashtag **#PadsAgainstSexism**. Die „Binden gegen Sexismus" erregten weltweit Aufsehen. Kastrati wurde als Rednerin zu den TEDx-Talks eingeladen, die Aktion fand Nachahmer und Mitstreiterinnen auf der ganzen Welt. In der indischen Hauptstadt Neu Delhi beklebten Studentinnen die gesamte Universität *Jamia Millia Islamia* mit beschrifteten Binden. Und obwohl die Univerwaltung die sofortige Entfernung anordnete, griff die Aktion auch auf die *Jadavpur University* in Kalkutta und die *Delhi University* über. Am 10. April brachten Studentinnen und Studenten die Bewegung dann auch auf die Straße. Sie veranstalteten unter dem Motto „Come And See The Blood On My Skirt" einen Protestmarsch durch Neu Delhi. Mit blutbeschmierten Röcken und Plakaten zogen sie durch die Innenstadt. In einem Land, in dem Frauen während ihrer Periode als unrein gelten und nicht einmal einen Tempel betreten dürfen (siehe auch das Kapitel *In 28 Tagen um die Welt*), kam das einer Revolution gleich!

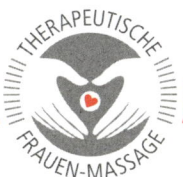

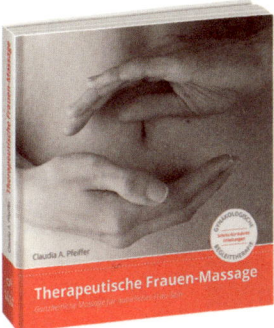

**Trend Free Bleeding.**
*Die Bewegung ermutigt Frauen, während ihrer Menstruation keine Binden, Tampons oder sonstigen Hygieneartikel zu verwenden. Mit ausreichend Übung spürt man sogar, ähnlich wie beim Wasser lassen, wann es Zeit ist, die Toilette aufzusuchen und kommt ohne größere Blutflecken über die Runden.*

Ebenfalls im April 2015 (dieses Frühjahr hatte es in sich!) wollte Kiran Gandhi beim London Marathon mitlaufen. Die sechundzwanzigjährige Amerikanerin ist die Schlagzeugerin der berühmten Musikerin M.I.A. und würde eine Woche später ihre Abschlussprüfung in Wirtschaft an der Elite-Universität Harvard ablegen. Gandhi hatte ein Jahr lang für diesen Tag trainiert – und bekam in der Nacht vor dem Marathon ihre Tage. „Es war ein totales Desaster", beschrieb sie ihre Enttäuschung später. Dennoch beschloss sie, mitzulaufen. Da sie aber weder ein Tampon noch Binden verwenden wollte – wo sollte sie diese auf der 42 Kilometer langen Strecke wechseln? – entschied sie sich für eine radikale Lösung. Kiran Gandhi ließ „es" laufen. Es kostete sie viel Überwindung, aber irgendwann auf der langen Strecke überwand sie ihre Scham. In einem wunderbaren Text auf ihrem Blog (madamegandhi. blog) schrieb Gandhi nach dem Lauf ihre Gefühle nieder. Sie hatte den Schockfaktor einkalkuliert, um eine Diskussion über den Umgang mit Menstruation und weiblichen Schönheitsbildern in der Öffentlichkeit zu starten. Kiran Gandhi erreichte übrigens als 26.384. Läuferin das Ziel, glücklich und strahlend. Das Blut lief ihre Beine hinunter – und ein Foto mit ihrer blutbefleckten Laufhose ging um die Welt. „Ich hätte niemals gedacht, dass daraus eine so große Sache wird", sagte sie im Rückblick.

So viel positive und auch kämpferische Aufmerksamkeit wie in diesen Monaten hatte die Menstruation seit den 1970er Jahren nicht mehr erhalten. Damals machten feministische Künstlerinnen wie Judy Chicago oder Valie Export das Menstruationsblut zum Thema; diesmal bekam die Periode sogar einen eigenen Festtag. Am 28. Mai wird seit 2015 der „Menstrual Hygiene Day" gefeiert. Ins Leben gerufen von der NGO „Wash United" bringt die Plattform Regierungen, NGOs, Forschungsinstitute und private Firmen zusammen, um das Thema Menstruation und Menstruationshygiene weltweit endlich zu enttabuisieren. Jede Frau und jedes Mädchen auf diesem Planeten soll ihre Periode sicher, hygienisch und in Würde erleben können. Klingt, als würde uns das nicht betreffen, oder? Ist nur wichtig für die armen Frauen in Afrika und Südasien? Nun, dann sollten wir uns einmal überlegen, warum Menstruationsblut in allen Werbespots der westlichen Welt immer nur klinisch-blau dargestellt wird. Wäre das Geruchsfernsehen schon erfunden, würde die Menstruation garantiert wie eine frische Veilchenwiese duften. Ganz offensichtlich ist die Menstruation auch bei uns noch immer etwas so Schmutziges, dass sie versteckt werden muss.

Fotos Elona Kastrati; Kiran Gandhi: Lili Murphy-Johnson: Menstrual Hygiene Day: www.youtube.com/user/BodyformChannel

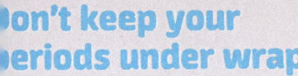
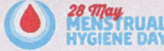

# Don't keep your periods under wrap

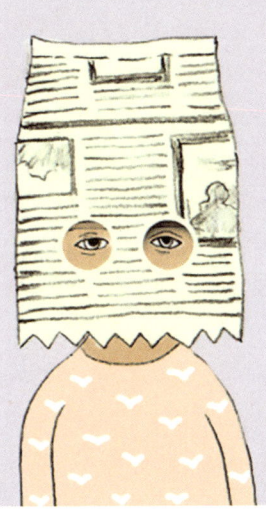

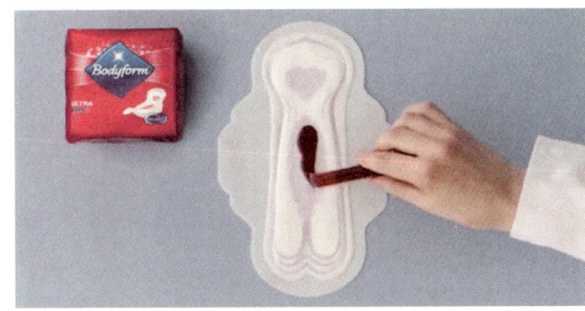

◀ **Von links im Uhrzeigersinn:** *Auf Initiative von WASH United wird jährlich am 28. Mai der Menstrual Hygiene Day gefeiert.* | *Die britische Firma Bodyform zeigt als erster Bindenhersteller der Welt rotes statt blaues Blut in TV-Spots.* | *Lili Murphy-Johnson entwirft Schmuck in Form von Blutflecken und Tampons.* | *Elona Kastrati verzierte Karlsruhe mit beschrifteten Binden.* | *Beim London Marathon 2015 erregte Kiran Gandhi Aufsehen mit ihrer durchgebluteten Hose.*

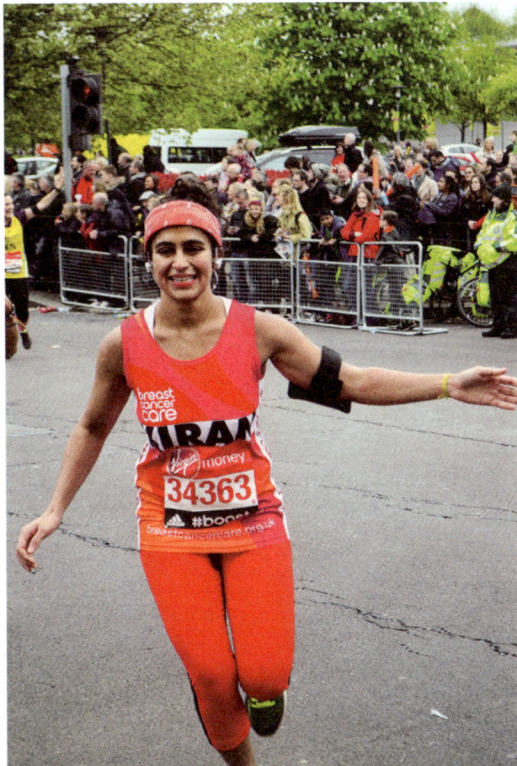

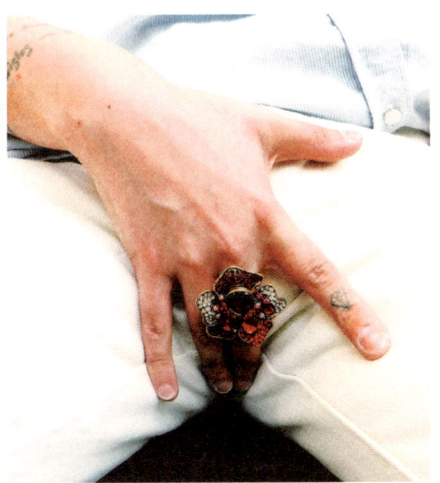

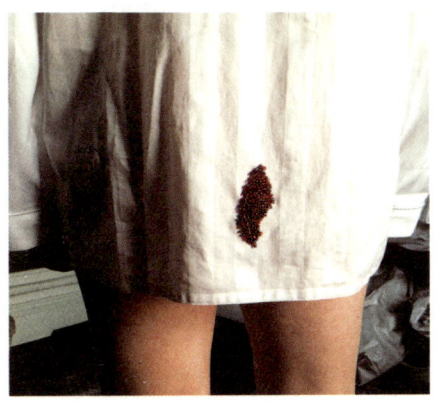

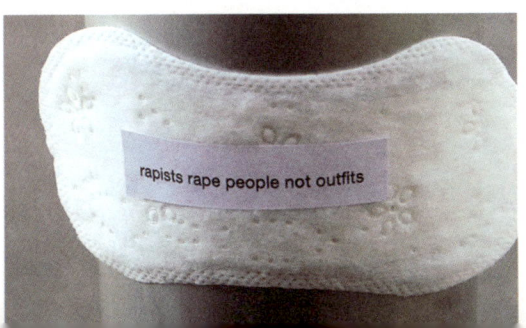

rapists rape people not outfits

13

Großartig also, dass die Menstruations-Revolution auch diese Bastion bereits erstürmt. Der britische Bindenhersteller *Bodyform* zeigte 2016 eine Bindenwerbung, in der Frauen zumindest schon mal richtig bluteten – bei Sportverletzungen, beim Trainieren, beim Tanzen. Ende 2017 fiel das letzte Tabu: In ihrem neuen Fernsehspot wird *rotes* Blut auf eine Binde gekippt, einer duschenden Frau läuft Blut den Oberschenkel runter – und ein schnuckliger Boyfriend kauft selbstbewusst Binden im Drogeriemarkt. Danke, möchte man da einfach nur rufen, danke! Zu sehen gibt es die Spots auf Youtube.

Derweil zog das Thema Menstruation immer weitere Kreise. Die junge schwedische Bloggerin Clara Henry stürmte mit einem hinreißenden Mädchen-Buch über die Periode die schwedischen Bestsellerlisten und erhielt den Preis für das beste Buch des Jahres 2015 in Schweden. (Auf deutsch als *Ja, ich habe meine Tage! So what?* erschienen.) Die österreichische Firma *erdbeer*woche gründete den ersten Online-Shop für nachhaltige Frauenhygiene im deutschsprachigen Raum und versendet ausschließlich Bio-Tampons, Bio-Binden und Menstruationskappen (www.erdbeerwoche.com). Die Londoner Schmuckdesignerin Lili Murphy-Johnson ent-

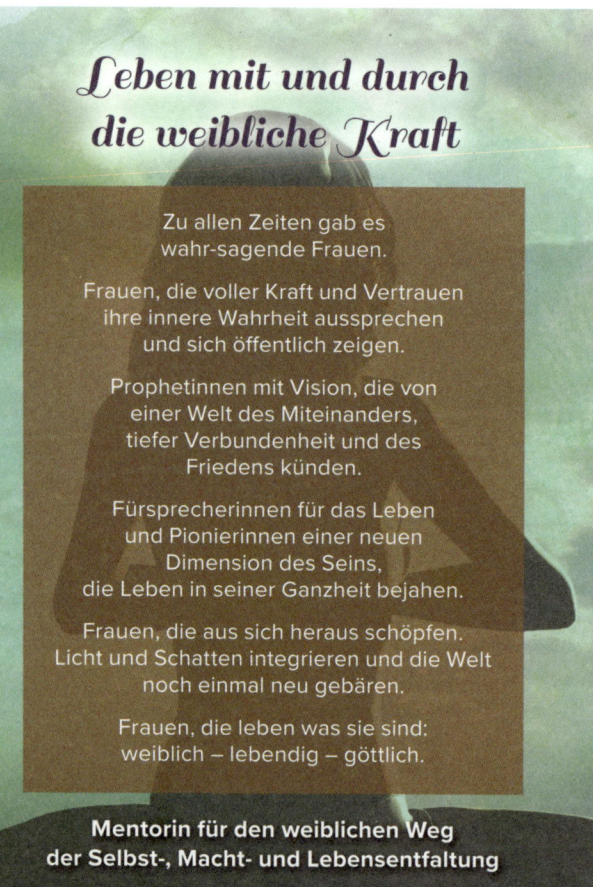
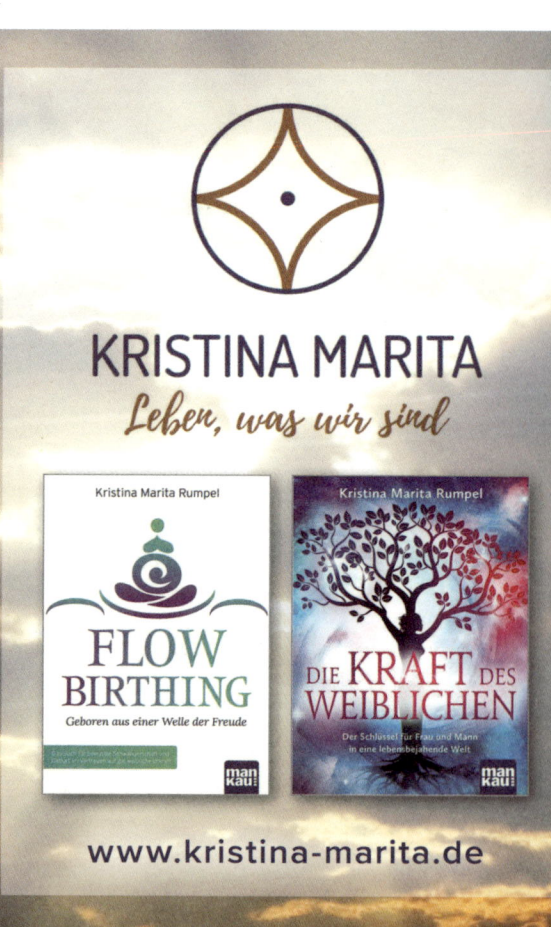

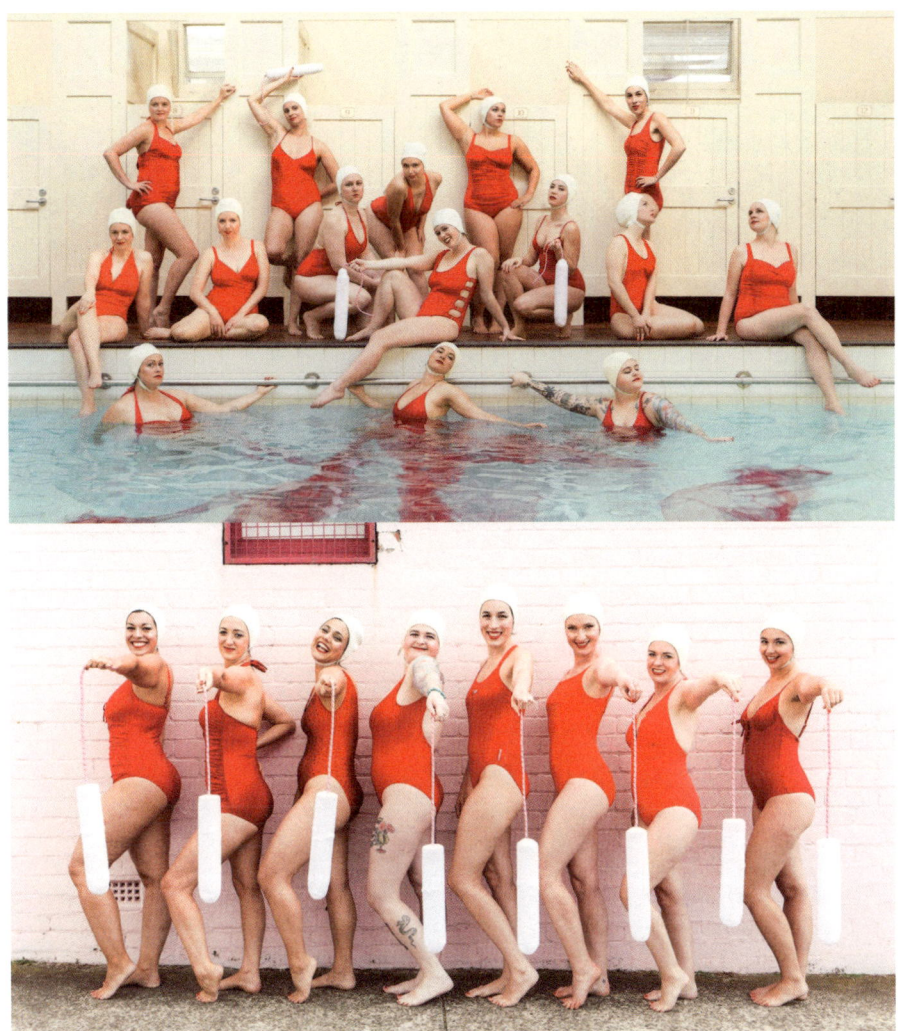

wickelte eine Aufsehen erregende Kollektion, die von der Menstruation und den leidigen Beschwerden inspiriert ist. Ringe und Broschen sehen aus wie funkelnde Blutflecken, Ketten wie Tampons. Die chinesische Olympiaschwimmerin Fu Yuan-hui brach im August 2016 ein weiteres Tabu und sprach, worüber Athletinnen normalerweise schweigen: In einem Fernsehinterview mit dem Sender CCTV erklärte sie ihr schlechtes Abschneiden bei einem Staffel-Bewerb damit, dass sie in der Nacht zuvor ihre Tage bekommen hatte. Mit schmerzverzerrtem Gesicht wurde sie auch während des Gesprächs von Krampfattacken geschüttelt. Ebenfalls im Wasser tummeln sich die Synchronschwimmerinnen der Gruppe „The Clams". Die 30 überaus

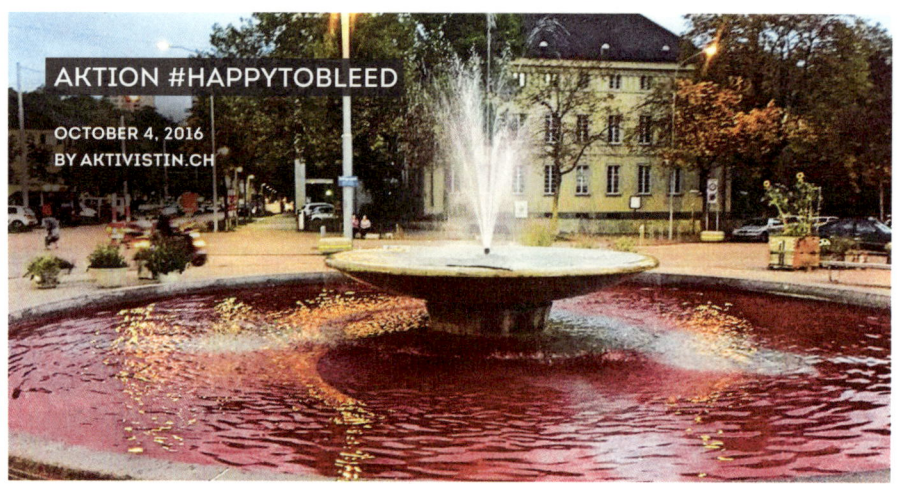

humorvollen Ladies aus Australien kreieren Menstruations-Wasserballett, in dem sie nachspielen, was im Körper periodentechnisch so abläuft – schwimmende Riesentampons inklusive. Auf der südlichen Erdhalbkugel umjubelt, kann man die Auftritte bei uns zumindest teilweise auf Youtube sehen.

Im Sommer 2016 nahm auch der Hashtag **#TweetYourPeriod** Fahrt auf. Frauen aus aller Welt twittern da über ihre Periode und teilen ihre Erlebnisse. Die Idee zu der Aktion stammte von der Autorin und Filmemacherin Risa Pappas aus New Jersey, „Ich möchte in einer Welt leben, in der wir offen über unsere Regel sprechen können", schrieb sie zum Start. Und rief gleich den **#RedSummer** aus. Mittlerweile gibt es im Web immer mehr Plätze, an denen Frauen die Menstruation zum Thema machen, von **#MenstruationMatters** bis zu **#PeriodPositive** (siehe Kasten). Dabei taucht eine Frage immer wieder auf: Warum sind Binden, Tampons und Slipeinlagen so hoch besteuert? In den meisten Ländern wird auf Hygieneartikel von Frauen der Höchststeuersatz angewendet, das sogenannte *Gender Pricing* suggeriert, dass das natürlichste Bedürfnis der Frauen purer Luxus ist. In Deutschland sind Tampons & Co mit 19 Prozent belegt – ein Blumenstrauß und Kaffeepulver nur mit 7 Prozent. Österreich besteuert Frauenhygiene wie Champagner mit 20 Prozent und damit höher als Viagra, das – welche Überraschung – mit sieben Prozent auskommt. Und auch in der Schweiz verdient der Staat an Viagra wenig, an der Menstruation dafür um so mehr. Weshalb Frauen in einer wunderbaren Aktion im Oktober 2016 elf Brunnen in Zürich blutrot einfärbten. Das sah nicht nur gut aus, sondern sollte öffentlich auf das Problem der Tampon-Steuer hinweisen.

In einigen Ländern trug der Protest gegen die Steuer schon Früchte. Im Juli 2015 wurde in Kanada nach einer landesweiten Petition von Frauen die *Tampon-Tax* komplett abgeschafft. Und auch Frankreich verzichtet seit 2016 auf rund 55 Millionen Euro Steuereinnahmen. Das Parlament senkte die Mehrwertsteuer auf Binden von 20 auf 5,5 Prozent! Es wäre schön, wenn auch in Mitteleuropa der „Luxus" des Blutens bald auf das zurückgeführt würde, was er ist: ein körperlicher Vorgang, der unweigerlich die Hälfte der Menschheit betrifft. Und der, nur ganz nebenbei, damit zusammenhängt, dass wir Frauen das Weiterbestehen der Menschheit garantieren.

Man muss Dinge benennen und aussprechen, um ihnen die Aura der Scham zu nehmen. Die Menstruation ist nichts Anormales. Und ganz sicher nichts Schmutziges. Blickt man auf die letzten zwei, drei Jahre zurück, stellt man erfreut fest: Es rappelt in der Kiste. Das Thema Menstruation brodelt online und offline, immer mehr Frauen gehen immer ungezwungener mit ihrer monatlichen Bluterei um. Die Menstruations-Revolution ist in vollem Gange. Lasst uns hoffen, dass der Wandel diesmal nachhaltig ist!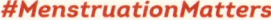

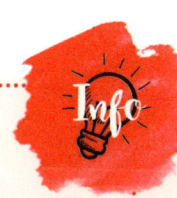

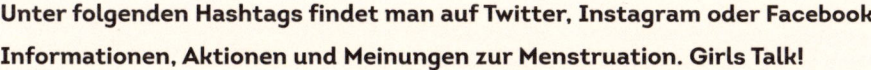

**Unter folgenden Hashtags findet man auf Twitter, Instagram oder Facebook Informationen, Aktionen und Meinungen zur Menstruation. Girls Talk!**

**#MenstruationMatters**
Private Meinungen, medizinische Aufklärung, Politisches – hier steht die Regel im Mittelpunkt.

**#PeriodPositive**
Frauen aus aller Welt machen sich für einen offenen Umgang mit der Periode stark.

**#PeriodsAreNotAnInsult**
Wurde gestartet, nachdem Präsident Donald Trump der Journalistin Megyn Kelly nach kritischen Fragen vorgeworfen hatte, sie „blute aus ihrem Woauchimmer"

**#menstruationstasse**
Relativ neuer Hashtag mit ausschließlich deutschsprachigen Beiträgen zum Thema „alternative Monatshygiene" – von Mooncups bis zu Free Bleeding.

**#TweetYourPeriod**
Frauen twittern über ihr Periode. Wurde von der Filmemacherin Risa Pappas gestartet.

**#happytobleed**
Ich blute gern! Von Indien bis Schweiz posten Userinnen Aktionen und Ideen.

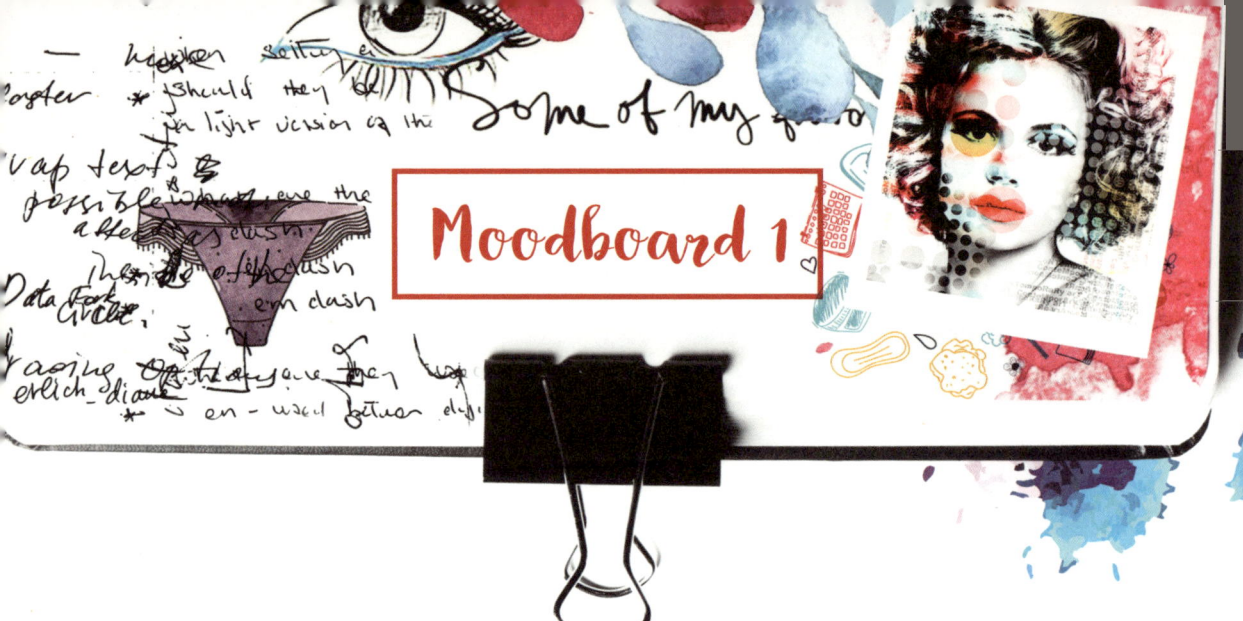

Viele DesignerInnen verwenden Moodboards, um bestimmte Stimmungen oder Lebenswelten bildlich darzustellen. Werbeagenturen und Inneneinrichter setzen die „Stimmungs-Collage" ein, um ihren KundInnen Ideen zu präsentieren. Und wir machen uns mit dem Moodboard auf die Suche nach unserer Menstruation. Also: Rollt Euch selbst den roten Teppich aus und legt los. Fotos, Klebebildchen, Zeichnungen, Worte oder kurze Texte – alles hat hier auf diesen beiden Seiten Platz. Und vor allem: Es gibt kein Richtig und kein Falsch! Du willst die Atmosphäre Deiner Tage einfangen? Super! Ein Moodboard nur zur Farbe Rot gestalten? Großartige Idee! Die vielen Gesichter Deiner PMS-Monster auf Papier bannen? Heftig, nur zu! Wenn Du nicht genau weißt, wie Du anfangen oder den roten Faden finden kannst, stelle Dir mal folgende Fragen: Magst Du Deine Tage? Wie viel blutest Du? Was geht Dir derzeit im Kopf herum? Wie schnell oder langsam sich Dein Moodboard füllt, bestimmst Du selbst.

*Aber Achtung: akute Suchtgefahr!*

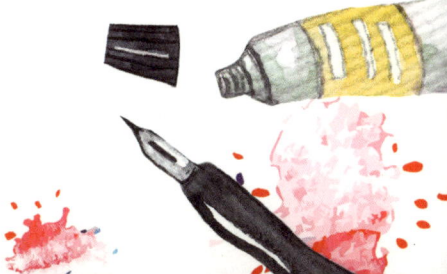

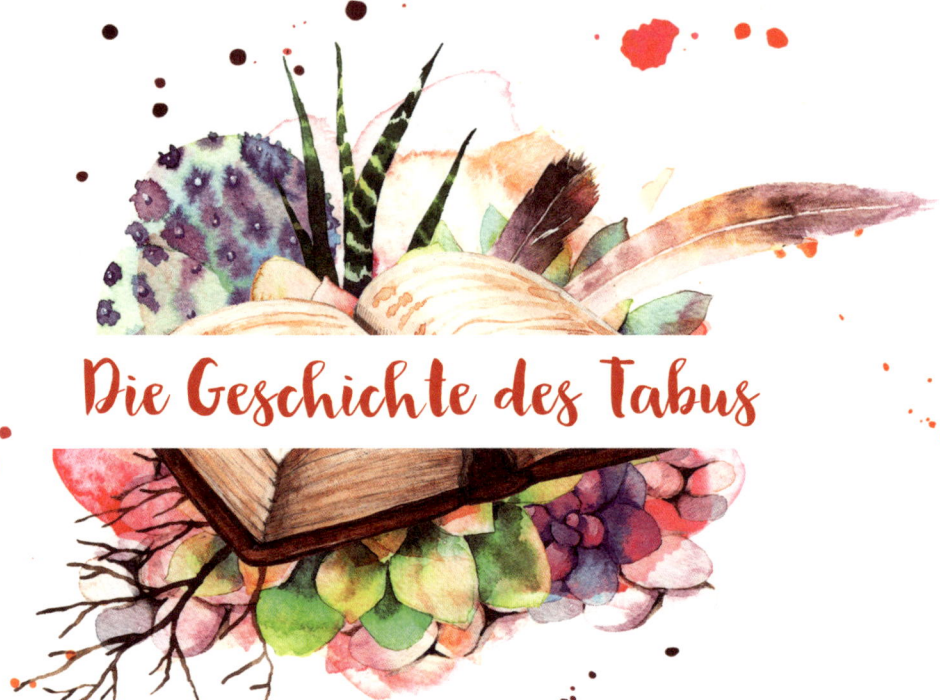

# Die Geschichte des Tabus

**Ein Blick in unsere Vergangenheit zeigt, wie negativ und bedrohlich die Menstruation jahrtausendelang gesehen wurde. Der monatlichen Blutung wurden gefährliche Eigenschaften und mysteriöse Mächte zugeschrieben. Kein Wunder also, dass das Tabu bis heute nachwirkt und auch unseren aktuellen Umgang mit der Periode beeinflusst.**

Archäologen und Historiker sind sich einig, dass in den frühesten Kulturen der Menschheit die Menstruation einen hohen Stellenwert in der Gesellschaft hatte. Darauf deuten auch die unzähligen Frauenstatuetten aus der Steinzeit hin, die wie die berühmte Venus von Willendorf häufig mit roter Farbe eingefärbt waren. Mit dem Auftauchen neuer Religionen (die oft nur einen einzigen, männlichen Gott anerkennen), änderte sich das grundlegend. Im Alten Testament wird erstmals ganz genau beschrieben, wie mit menstruierenden Frauen umzugehen sei. Im 3. Buch Moses heißt es: „Wenn ein Weib ihres Leibes Blutfluß hat, die soll sieben Tage unrein geachtet werden; wer sie anrührt, der wird unrein sein bis auf den Abend. Und alles, worauf sie liegt und worauf sie sitzt, wird unrein sein. (...) Wird sie aber rein von ihrem Fluß, so soll sie sieben Tage zählen; darnach soll sie rein sein. Und am achten Tage soll sie zwei junge Tauben nehmen und zum Priester bringen vor die Tür der Hütte des Stifts. Und der Priester soll aus einer machen ein Sündopfer, aus der andern ein Brandopfer, und sie versöhnen vor dem HERRN über den Fluß ihrer Unreinigkeit." (3. Buch Moses 15/19) Bedeutet: Eine Frau war wegen „Unreinheit" 14 Tage von der Gemeinschaft ausgeschlossen. Pro Monat! Eine so geniale Methode, Frauen aus dem Weg zu räumen und von Macht und Gesellschaft fernzuhalten, muss einem erst einmal einfallen! Dass die Frau dann auch noch mit Tauben zahlen musste, um wieder in die Gemeinschaft aufgenommen zu werden, setzt dem Ganzen die Krone auf.

Im Hinduismus wurde die Umwelt durch die menstruierende Frau noch mehr bedroht. Nicht nur, dass sie gleich zu Beginn der Periode in einen gesonderten Raum gebracht wurde und mit niemandem verkehren durfte, sogar ihr Blick war höchst gefährlich. Frauen durften kein einziges Lebewesen ansehen, das würde Unglück, Krankheit, Blindheit, Impotenz und im schlimmsten Fall sogar deren Tod nach sich ziehen. Wer jetzt glaubt, das sei Aberglaube aus längst vergessener Zeit, irrt. Im nächsten Kapitel *In 28 Tagen um die Welt* findet Ihr die gleichen Argumente – für das Jahr 2018.

Doch zurück zu unserer europäischen Vergangenheit. Die „Unreinheit" der menstruierenden Frauen war auch bei den alten Römern

*Hexen und menstruierende Frauen hatten identische Fähigkeiten: etwa die Ernte zu vernichten.*
▼

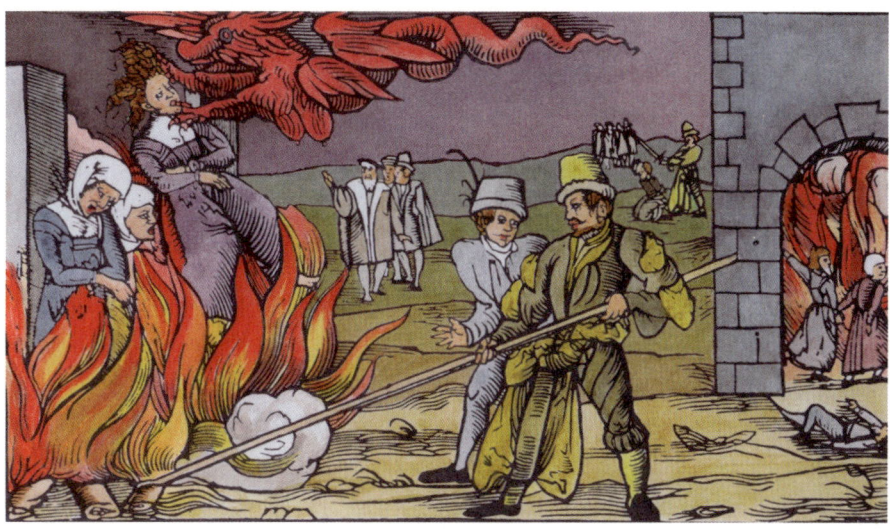

ein beliebtes Thema. Der Philosoph Plinius der Ältere (23-79 n. Chr.) hielt als erster schriftlich fest, dass in der Nähe menstruierender Frauen der Wein verdirbt, das Saatgut unfruchtbar wird und Pflanzen verdorren. Die Frau als Hexe trat auf den Plan. Das Bild hielt sich viele Jahrhunderte lang bis ins Mittelalter, wo das „Erkennen" einer Hexe mit den schon bekannten Phänomenen der Menstruation vollzogen wurde: Vernichtung der Ernte, Krankheiten bei Vieh und Mensch – diesmal mit Folter und Todesstrafe bedroht. Menstruierende durften auch nicht mehr in den Spiegel blicken, der würde sonst matt werden. Weitere Auswirkungen der Periode: Das Bier wird sauer, die Milch gerinnt, Obst und Gemüse faulen, die Butter verdirbt, Hefe geht nicht auf und Metall rostet, sobald eine blutende Frau in der Nähe ist. Alles weltweit verbreitete Meinungen, die sich teilweise bis heute halten. Um 1520 glaubte man den Grund für die Giftigkeit der Frauen gefunden zu haben: Paracelsus, berühmter Arzt und Astrologe, beschrieb die Existenz eines Menstrualgifts. Jetzt hatte das Ganze quasi schon einen wissenschaftlichen Unter- und Überbau! Und der hielt sich bis ins 20. Jahrhundert. Alexander Ferenczi ist wohl der erste, der das Gift im Jahr 1900 *Menotoxin* nannte – er spekulierte in seinem Aufsatz *Ein neuer Erklärungsversuch der Menstruation* über eine Substanz, die sich im Körper der Frau innerhalb von 28 Tagen derart anhäuft, dass das zu einer Selbstvergiftung mit den bekannten Perioden-Schmerzen und Problemen führt. Und im Jahr 1920 erregte der Wiener Professor Bela Schick weltweites Aufsehen, weil ihm endlich mittels Experimenten der Nachweis des Menotoxin gelang! Sobald eine menstruierende Frau Rosen oder Anemonen angreife, welken diese. In der *Wiener klinische Wochenschrift* vom 6.5.1920 schrieb er begeistert über die „Unreinheit" der Frau: „Erst spät kommt oft die Wissenschaft dazu, solche Tatsachen anzuerkennen." Alles lange her? Noch 1970 durften menstruierende Frauen in Deutschland kein Blut spenden, weil man annahm, dass ihr Blut zu dieser Zeit den Abbau der roten Blutkörperchen fördern würde.

Es ist erschreckend, wie negativ und bedrohlich die Menstruation und damit die menstruierenden Frauen gesehen wurden – vom Alten Testament bis in die Neuzeit. Und weltweit diente diese Verteufelung der Menstruation immer nur genau einem Zweck: die Minderwertigkeit, die Schwachheit und die Unterlegenheit der Frau zu beweisen. Mit Hilfe der „Perioden-Panik" wurden über Jahrtausende Frauen aus der Gesellschaft ausgegrenzt und aus Politik, Bildung und Berufsleben ferngehalten. Gegen ein derartiges Tabu anzugehen, bedarf unglaublich großer Kraft. ●

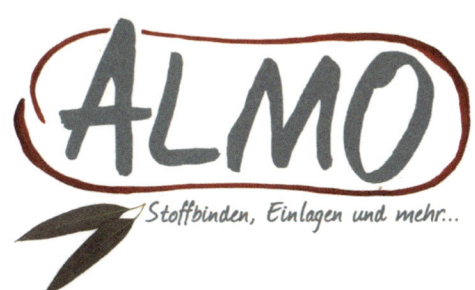

# A und O

### für Alternative Monatshygiene

## Was anderes kommt mir nicht in die Hose

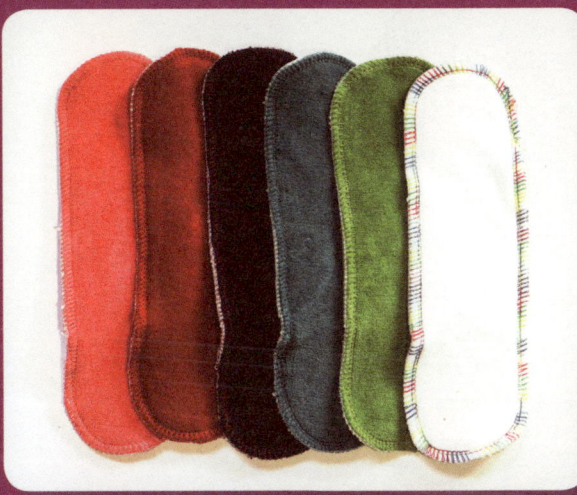

- o kuschelweich
- o ökologisch
- o gesünder
- o nachhaltig
- o diskret
- o sau(g)stark
- o fröhlich
- o bunt
- o sicher

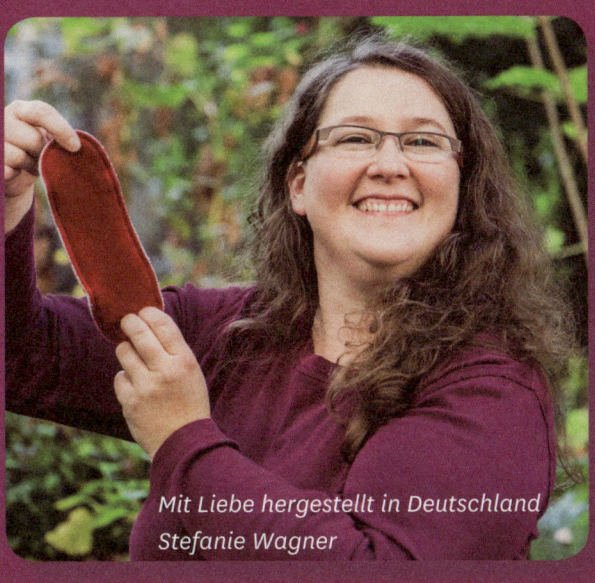

*Mit Liebe hergestellt in Deutschland*
*Stefanie Wagner*

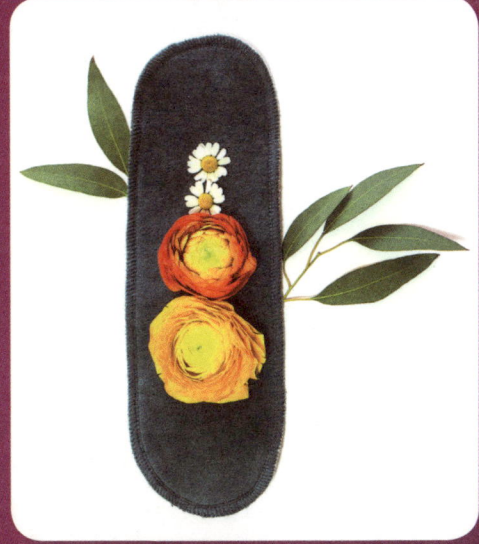

## www.natuerlich-ALMO.de

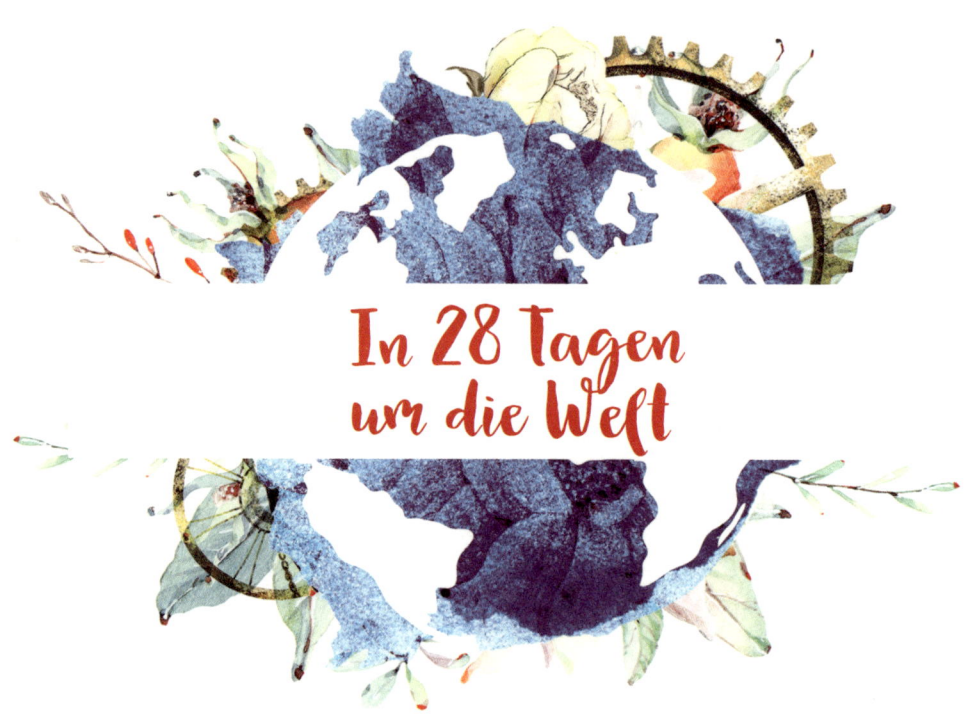

# In 28 Tagen um die Welt

Die Menstruation war nicht nur in unserer Vergangenheit ein Tabu. Auch im 21. Jahrhundert wird sie immer noch begleitet von Scham, Schweigen und Aberglauben. Und zudem im Großteil der Welt von katastrophalen hygienischen Zuständen. Diese kleine Reise in 28 Stationen zeigt, wie man in verschiedenen Ländern mit der Menstruation umgeht – von Österreich bis Nepal. Leider ist es eine ziemlich unerfreuliche Reise!

### Afghanistan

Frauen in Afghanistan waschen ihre Vagina während der Menstruation nicht, da man ihnen sagt, dass dies zu Unfruchtbarkeit führt. Außerdem sind Hygieneartikel quasi unbezahlbar. Da eine einzelne Binde rund 4 € kostet, kann sich das kaum eine Frau leisten. Afghanen stellen zudem die größte Gruppe an Flüchtlingen weltweit: Die vielen afghanischen Frauen auf der Flucht, vor allem in den pakistanischen Flüchtlingscamps, haben noch weniger Zugang zu Hygieneprodukten. 92% aller afghanischen Frauen benutzen stattdessen alte Stofffetzen, gewaschen oder ungewaschen.

*Alle Daten und Informationen stammen von: UNICEF, WASH United, Center for Global Safe Water, National Center for Biotechnology Information, femme international, Clue, Huffington Post, The Guardian, WaterAid, Amnesty International, erdbeerwoche, USA Today, Reproductive Health Journal.*

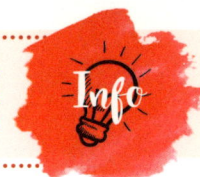

### Ägypten

Der Glaube, wer ein Tampon benützt, sei keine Jungfrau mehr, hält sich hier hartnäckig. Für junge Frauen und Mädchen in Ägypten und anderen muslimischen Ländern sind Tampons daher quasi verboten, sie dürfen nur von verheirateten Frauen verwendet werden.

### Äthiopien

Mit jungen Frauen und Mädchen wird nicht über die Menstruation gesprochen. Nur jedes vierte Mädchen hat schon einmal von der Menstruation gehört, bevor es das erste Mal blutet. Auch in der Schule erhalten zwei von drei Mädchen keinerlei Information zum Thema.

### Bangladesch

Immer mehr Fabrikarbeiterinnen in Bangladesch schlucken durchgehend ohne Pause die Antibaby-Pille, um ihre Blutungen komplett auszuschalten – so umgehen sie das Problem, dass in den Fabriken keine adäquaten sanitären Anlagen für menstruierende Frauen zur Verfügung stehen und sie aufgrund der Menstruation unbezahlte Fehltage nehmen müssten.

### Burkina Faso

83 Prozent der Schülerinnen haben in der Schule keinen Platz, wo sie während der Menstruation ihre Binden wechseln können – zum Beispiel eine Toilette mit Türe.

### Bolivien

In Bolivien gilt Menstruationsblut als gefährlich, Frauen dürfen Binden nicht mit dem normalen Müll entsorgen, da dies angeblich zu Krebs führen kann. Schulmädchen tragen daher ihre benützten Binden den ganzen Tag in der Schultasche mit sich, viele Mädchen bleiben der Schule während ihrer Periode überhaupt fern. Die UNICEF versucht mit einer WASH-Initiative durch Aufklärung in ländlichen Gebieten, das Menstruationstabu zu brechen. WASH-Projekte gibt es auch in Ruanda, Sierra Leone und auf den Philippinen.

### Brasilien

Ein Drittel aller Studentinnen gibt in einer Studie an, durch die Menstruation im Alltag stark beeinträchtigt zu sein. Die jungen Frauen können während der Periode aus sozialen oder medizinischen Gründen nicht zur Uni oder in die Arbeit gehen.

### China

Nur zwei Prozent der Chinesinnen verwenden Tampons. Aufgrund der Tabuisierung des Themas wissen die Frauen nicht, wie man mit Tampons umgeht. Erst im Jahr 2016 wurde die erste chinesische Tampons-Firma gegründet. „Danbishuang" verkauft sein Produkt aber nicht an Frauen unter 18 Jahren, da sich die Vorstellung, Tampons würden das Jungfernhäutchen zerstören, hartnäckig hält.

### Deutschland

In einer von Clue und der International Women's Health Coalition Ende 2015 durchgeführten Studie gaben 16 Prozent der deutschen Frauen an, schon einmal nicht in die Schule, zur Arbeit oder auf eine Veranstaltung gegangen zu sein, weil sie befürchtet hatten, man könne mitbekommen, dass sie gerade ihre Menstruation haben.

### Ghana

Solange eine Frau blutet, ist es ihr verboten, gemeinsam mit einem Mann eine Wohnung zu betreten oder für ihn zu kochen. Außerdem darf sie sich nicht im Haushalt betätigen oder zur Schule gehen. Durchschnittlich versäumen Schülerinnen in Ghana fünf Tage pro Monat den Unterricht.

### Indien

Während ihrer Periode dürfen Frauen keinen Tempel betreten. In ländlichen Gegenden dürfen sie außerdem nicht aus der gleichen Wasserquelle trinken wie das Dorf, da sie das Wasser angeblich vergiften. Menstruierende Frauen dürfen keine Kühe berühren, da diese heilig sind. Verheiratete Frauen schlafen nicht mit ihrem Ehemann in einem Bett, menstruierenden Mädchen ist der Aufenthalt in der Küche sowie das Spielen vor dem Haus verboten. Die Tabus und Regeln haben auch gravierende Folgen für die Bildung: Laut Angaben der indischen Regierung besucht die Hälfte aller 16jährigen Mädchen keine Schule mehr, sie beenden ihre Ausbildung mit Einsetzen der Periode.

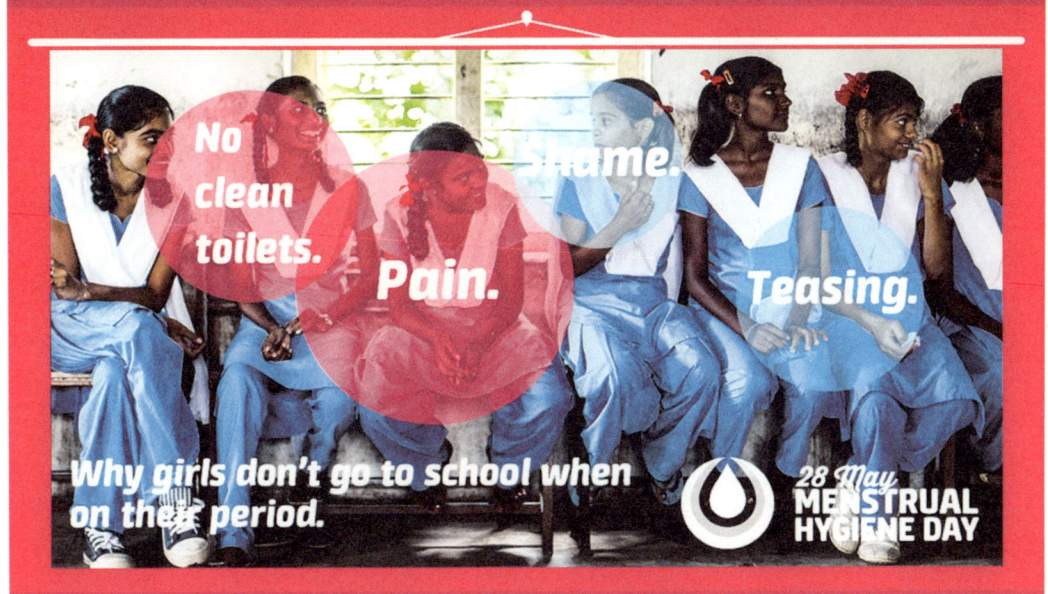

No clean toilets.

Shame.

Pain.

Teasing.

Why girls don't go to school when on their period.

28 May MENSTRUAL HYGIENE DAY

▲
**Indien:** *Aufgrund der Menstruation bricht die Hälfte aller Mädchen die Schule ab.*

### Indonesien

In vielen südostasiatischen Regionen dürfen menstruierende Frauen und Mädchen nicht den gleichen Trinkbrunnen und die Toiletten benützen wie andere Menschen – aus Angst vor Vergiftung.

### Iran

Laut einer UNICEF-Studie glauben fast die Hälfte aller Mädchen und ein großer Prozentsatz aller Frauen im Iran, dass die Menstruation eine Krankheit ist.

### Japan

Der Tradition zufolge dürfen Japanerinnen nicht Sushi-Köchin werden, weil sie ihren Geschmackssinn während der Periode angeblich verlieren. Mittlerweile wehren sich Frauen gegen diesen Mythos, in dem sie eigene Lokale eröffnen.

Laut Gesetz steht den meisten Japanerinnen während der Periode ein Menstruationsurlaub zu. Allerdings macht kaum eine Frau davon Gebrauch, um nicht die Aufmerksamkeit von männlichen Kollegen auf ihren Menstruationszyklus zu ziehen.

### Kenia

Mädchen in Kenia versäumen im Schnitt 4,9 Schultage pro Monat aufgrund ihrer Menstruation, was knapp 20 Prozent des Schuljahres ausmacht. Ihre Ausbildungschancen liegen damit deutlich unter denen von jungen Männern. Die billigste Packung Binden kostet so viel wie ein halber Tageslohn, Frauen und Mädchen müssten daher regelmäßig ihre Männer und Väter um Geld bitten. Um dem zu entgehen, verwenden die meisten Frauen Blätter von Pflanzen, Zeitungen, Fetzen oder sogar den Inhalt von Matratzen als Ersatz für Hygieneprodukte.

Frauen vom Stamm der Massai dürfen während der Periode keinen Ziegenstall betreten und keine Kuh melken, weil sie sonst das Tier vergiften würden. Es ist ihnen außerdem untersagt, Fleisch und andere tierische Produkte zu essen.

### Libanon

Über 30 Prozent der Schülerinnen, die bereits ihre Periode haben, empfinden ihr Menstruationsblut als schmutzig und ekeln sich vor ihrer Periode. Die Zahl bei erwachsenen Frauen ist fast ebenso hoch.

### Malawi

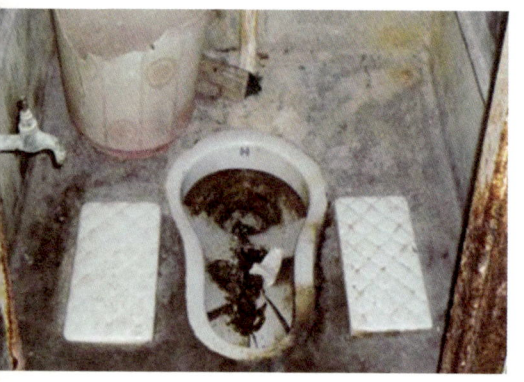

*Malawi: Schul-Toiletten haben keine Türen, oft kein Wasser und sind komplett unhygienisch.*

Das Menstruationstabu in dem afrikanischen Land ist so stark, dass generell nicht über das Thema gesprochen wird. Frauen und Mädchen werden nicht aufgeklärt, laut eines UNICEF-Berichts ist die Menstruation „strictly secret". Da öffentliche Toiletten und Schultoiletten keine Türen haben, können Frauen diese während der Periode nicht benutzen.

### Malaysia

Laut einer Studie in Malaysia ekeln sich in urbanen Gegenden 73 Prozent aller jungen Frauen vor ihrer Periode, in ländlichen Gebieten sind es immerhin nur noch 49 Prozent.

### Mosambik

20 Prozent der arbeitenden Frauen kommen aufgrund der Menstruation regelmäßig nicht zur Arbeit und fehlen bis zu 30 Tage im Jahr. Der Grund: Eine Binde kostet mehr als ein Tageslohn.

### Nepal

Chaupadi Pratha nennt sich ein Brauch, der nepalesische Frauen während der Menstruation aus dem Dorfleben verbannt. Frauen gelten in der Zeit als unrein und müssen ihre Häuser verlassen, um nicht Tod und Unglück über die Familie zu bringen. Sie verbringen die Tage ihrer Periode entweder im Kuhstall, in winzigen hundehüttenähnlichen Lehm-Unterständen oder im Freien vor dem Haus. Chaupadi wurde 2005 von der Regierung verboten, wird in ländlichen Gegenden und im Westen des Landes aber weiterhin praktiziert. Frauen können sich in dieser Zeit nicht waschen, sich nicht mit Essen versorgen, sind der Witterung und vor allem dem kalten Winter schutzlos ausgesetzt und vegetieren in katastrophalen hygienischen Zuständen vor sich hin. Krankheiten und regelmäßige Todesfälle sind die Folge. Auch in aufgeklärten Mittelstandsfamilien Nepals dürfen Frauen aufgrund ihrer Unreinheit während der Periode den Tempel nicht besuchen. Laut Amnesty International müssen sogar Frauen rund um die Hauptstadt eine Woche pro Monat in einem separaten Raum innerhalb des Hauses verbringen. Sie dürfen die Sonne nicht sehen, kein männliches Familienmitglied sehen oder hören und müssen ihre Notdurft eine Woche lang in einen Topf im Zimmer verrichten.

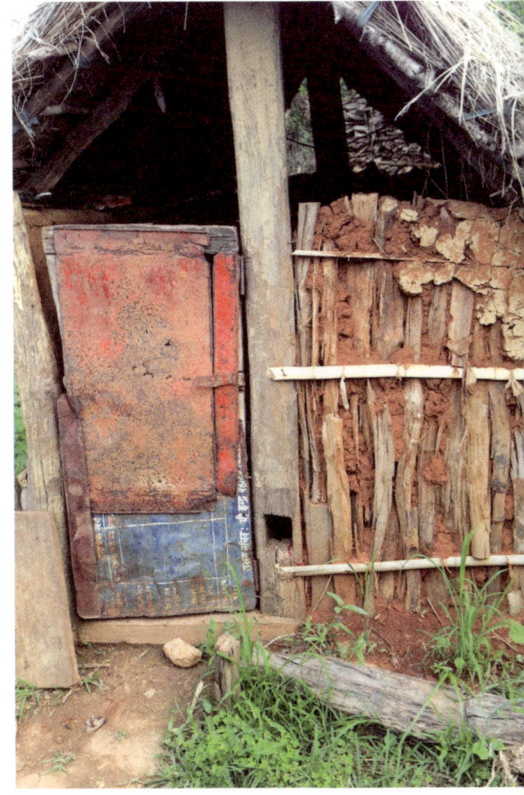

▲ **Nepal:** *Frauen müssen die Tage ihrer Menstruation im Stall oder in winzigen Lehmhütten verbringen.*

## Österreich

15 Prozent der Österreicherinnen gaben in der von Clue und der International Women's Health Coalition Ende 2015 durchgeführten Studie an, schon einmal nicht zur Arbeit oder auf eine Veranstaltung gegangen zu sein, weil sie befürchtet hatten, jemand könnte mitbekommen, dass sie gerade ihre Menstruation haben. Nur 23 Prozent der Österreicherinnen haben kein Problem damit, mit weiblichen Familienmitgliedern über die Periode zu sprechen – sie belegen damit den letzten Platz der Studie!

Laut einer neuen Umfrage der *erdbeer*woche aus 2017 unter Jugendlichen zwischen 13 und 17 Jahren stehen 60 Prozent der Mädchen ihrer Periode negativ gegenüber, 17 Prozent der Mädchen und 34 Prozent der Jungen wissen nicht, was Menstruation bedeutet. Und 53 Prozent der Jungen glauben, die Menstruation diene der Verhütung.

### Papua Neuguinea

Auf vielen Inseln des Inselstaates gibt es kein funktionierendes Abfallsystem. Gebrauchte Binden landen mit dem Abwasser in Bächen und Wasserstraßen, wo sie von Hunden gefressen werden. Stoffreste, die als wieder verwendbare Binden benützt werden, werden aus Scham nach dem Waschen oftmals nicht an der frischen Luft getrocknet. Sie werden unter Matratzen versteckt, schimmeln und werden danach wieder verwendet. Dies führt häufig zu Infektionen und Krankheiten.

### Ruanda

Das Fernbleiben von der Arbeit aufgrund der Menstruation führt weltweit zu wirtschaftlichem Verlust – für die Frauen selbst und für das jeweilige Land. Für Ruanda gibt es konkrete Zahlen: Pro Jahr verliert das Land (mit rund 2,8 Millionen menstruierenden Frauen) deswegen 115 Millionen US-Dollar am Bruttoinlandsprodukt.

### Russland

75 Prozent der Frauen werden nicht darüber aufgeklärt, wie ihre Periode beginnt. 86 Prozent der Frauen würden nie mit einem männlichen Arbeitskollegen über die Periode sprechen, wie eine Studie der International Women's Health Coalition ergab. Beides sind die schlechtesten Werte in 180 über die App *Clue* abgefragten Ländern.

### Somalia

Während der Menstruation dürfen Frauen nicht beten, nicht fasten, den Koran nicht berühren und die Moschee nicht besuchen. Also nichts tun, was gläubige Moslems auszeichnet. Frauen gelten in dieser Zeit – wie in vielen muslimischen Ländern – als unrein, als nicht „dahir".

### Süd-Asien

In allen süd-asiatischen Ländern zusammengenommen wissen laut WASH nur 2,5 Prozent der Schulmädchen, dass das Menstruationsblut aus der Gebärmutter kommt.

### Türkei

Knapp die Hälfte aller Frauen gibt in einer Gesundheitsstudie an, bei ihrer ersten Periode mit Schock, Panik, Angst, Verwirrung oder Scham reagiert zu haben.

### Uganda

In Uganda sind, wie in den meisten afrikanischen Staaten, Toiletten in den Schulen nicht nach Geschlechtern getrennt. Außerdem gibt es meist nur vier Latrinen für 2000 SchülerInnen. Die meisten Mädchen gehen daher während der Menstruation aus Scham nicht zur Schule.

### Venezuela

Im ländlichen Venezuela werden Frauen gezwungen, während ihrer Menstruation in speziellen Hütten außerhalb des Dorfes zu schlafen.

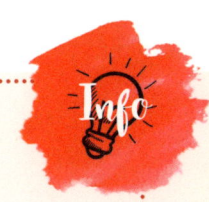

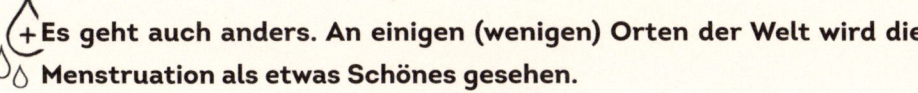

**Es geht auch anders. An einigen (wenigen) Orten der Welt wird die Menstruation als etwas Schönes gesehen.**

### Cree, USA

Bei den Cree (der größten Gruppe unter den „First Nations" der USA) ist die Mondzeit von Frauen eine heilige Zeit. Kommt ein Mädchen erstmals in ihre Mondzeit, wird das Ritual *Beerenfasten* gefeiert. Das Mädchen zieht sich in eine Hütte zurück, fastet, träumt und denkt über ihre Zukunft nach. Danach findet ein großes Fest mit Geschenken statt.

### Japan

Obwohl der Brauch weniger wird, feiert man in manchen Gegenden Japans die erste Menstruation eines Mädchens immer noch mit einem O-Sekihan Festessen – mit rot gefärbtem Reis, der immer nur zu glücklichen Anlässen serviert wird.

### Skandinavien

In Finnland fühlen sich 94 Prozent und in Dänemark 93 Prozent der Frauen gut vorbereitet auf das Einsetzen der Menstruation.

### Yurok, USA

Bei den Yurok-Indianern in Kalifornien gilt die Menstruation als die größte Kraft der Frau. In ihrer Mondzeit zieht sie sich vom Alltagsleben zurück und konzentriert ihre ganze Energie auf Meditation und spirituelle Entwicklung.

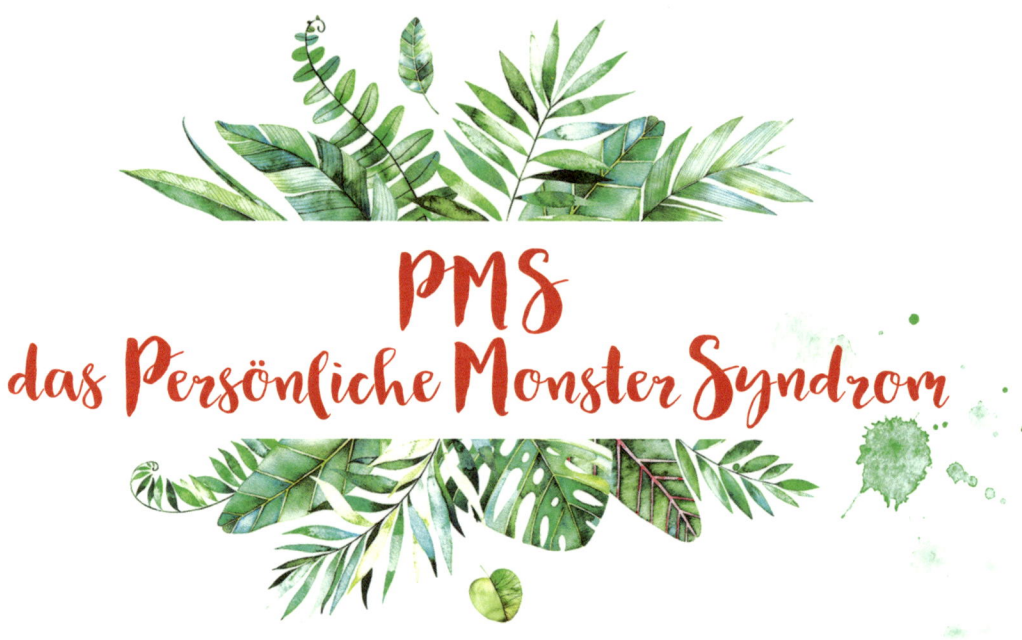

# PMS
## das Persönliche Monster Syndrom

**An rund 2.500 Tagen ihres Lebens hat jede Frau ihre Periode. Und an fast ebenso vielen Tagen vor der Periode wird gelitten: Depri-Anfälle, Durchfall, Krämpfe und Heißhungerattacken. Die „Tage vor den Tagen" sind für viele Frauen das meistgefürchtete Ereignis des Monats. Muss aber nicht sein! Im Gegenteil: Wer den PMS-Monstern aufmerksam zuhört, begibt sich auf eine Entdeckungsreise zu den inneren Quellen unserer Weisheit.**

PMS, das Prämenstruelle Syndrom, ist noch nicht lange eine anerkannte Krankheit, umfasst aber offiziell bereits rund 300 Symptome. Das dürfte Weltrekord sein: Kaum ein anderes Leiden wird mit so vielen Beschwerden in Verbindung gebracht. Und, Blutsschwestern, Ihr wisst wovon ich rede. Der Bauch aufgebläht, die Pickel sprießen, der Rücken tut weh, der Unterleib schmerzt – und die Laune vertschüsst sich in finstere Gegenden, die wir zu normalen Zeiten nur vom Hörensagen kennen. Auf Seite 47 findet Ihr eine Liste von offiziell „zugelassenen" Beschwerden. Viel Spaß beim Suhlen und Rumkugeln in unserer Welt aus Schmerzen und Absurditäten. Ich kann da gerade so locker darüber schreiben, weil ich das Persönliche Monster Syndrom schon hinter mir gelassen habe. Wenn ich aber die Augen schließe und mich an Brechreiz und meine hämmernden Kopfschmerzen erinnere, bin ich gleich wieder ganz, ganz still.

Von prämenstruellen Beschwerden sind Frauen aller Kulturen und sozialen Schichten weltweit betroffen, bis zu 80% leiden zumindest an einer leichten Form von PMS. (Und zwischen drei und acht Prozent laborieren an einer besonders starken Form, die PMDS – prämenstruelle dysphorische Störung – genannt wird.) Aber: Bis heute ist unklar, was PMS verursacht! Zumindest in der Medizin und der Wissenschaft.

Lassen wir uns das mal kurz auf der Zunge zergehen: Jeden Monat bluten über zwei Milliarden (ja, Milliarden!) Frauen. Jeden Monat bricht sich eine elementare Kraft – oft unter Schmerzen – ihren Weg in unserem Körper. Und die Wissenschaft, der wir ja immerhin Leistungen wie den Mondflug und Viagra verdanken, nuschelt als Begründung für das weitverbreiteteste Leiden der Welt: „Hm, naja, vielleicht sind's die Hormone".

Es muss also wohl an etwas anderem liegen, dass wir in diesen Ausnahmezustand namens PMS rutschen. Und wenn ihr Euch das Kapitel mit dem Tabu aufmerksam durchgelesen habt, liegt die Schererei recht klar auf der Hand: Seit über 2000 Jahren quälen wir uns jeden Monat durch ein Tabu. Verleugnen uns und unsere Körper, verstecken das Blut mühsam vor der Welt, betäuben unsere Schmerzen mit Medikamenten oder leiden stumm mit zusammengebissenen Zähnen. Ja Himmel, wie soll man denn bei so viel Anstrengung, Sich-Verbiegen, Missachtung,

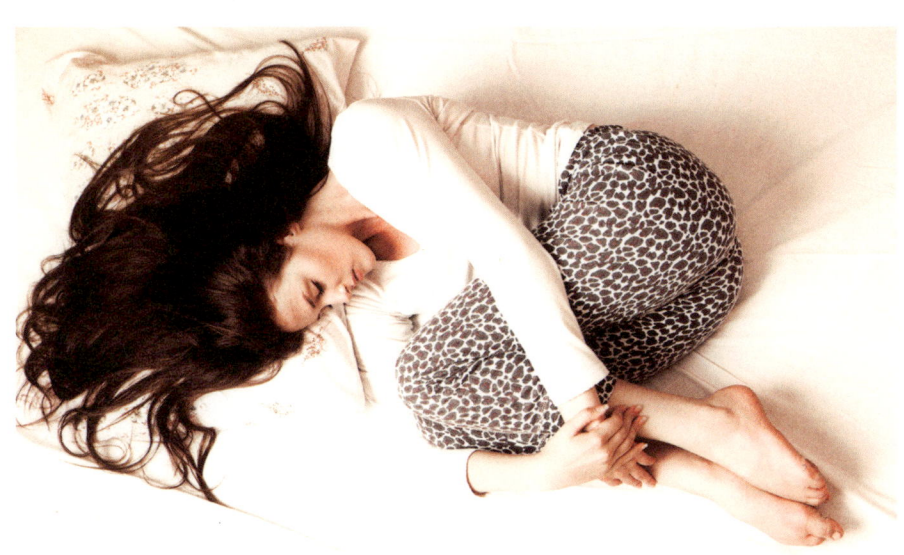

Sich-Distanzieren, Verstecken, Nicht-ernst-genommen-Werden und Sich-schuldig-Fühlen für seine temporäre Verrücktheit nicht alle Zustände bekommen?! Gut, die meisten von uns leben in einer Gesellschaft, die uns zumindest offiziell nicht mehr als unrein abstempelt. Aber mal ganz ehrlich, so viel besser sind die Zustände jetzt auch nicht. Der Preis, den wir dafür zahlen, dass „unsere" Tage wie alle Tage sind, ist ziemlich hoch. Zu hoch!

Die verheerenden Folgen der Periode sind also direkt mit dem Frauenbild unserer Gesellschaft verknüpft. Vom Alten Testament bis heute werden Frauen aufgrund ihrer Menstruation ausgegrenzt und benachteiligt. Selbst in den 1980er Jahren war die Mehrheit der Amerikaner noch der Meinung, eine Frau könne aufgrund ihrer entfesselten Hormone niemals Präsidentin der USA werden. Ich wette, der 45. Präsident der Vereinigten Staaten, Donald Trump, sieht das im Jahr 2018 immer noch genauso. Logisch, dass er der TV-Journalistin Megyn Kelly, die ihm im Wahlkampf kritische Fragen stellte, Menstruationsprobleme unterstellte: „Man konnte sehen, dass Blut aus ihren Augen kam. Blut kam aus wo auch immer." (CNN, 7.8.2015) Tja, Herr Trump, so ist das: Wir bluten aus allen Löchern.

## Moontime: Die Mondzeit

Machen wir mal ein Gedankenspiel. Lassen wir das Tabu kurz beiseite und drehen wir die Menstruation mitsamt ihren Beschwerden für einige Augenblicke ins Positive. Das ist gar nicht so weit hergeholt, denn sowohl in unserer zugegeben weit zurückliegenden Vergangenheit als auch in einigen indigenen Kulturen von heute ist die Menstruation nur genau eines: heilig. Die Mondzeit (bei den amerikanischen Indianern Moontime genannt) beschreibt einen zyklisch wiederkehrenden Zeitraum, in dem die Frau sich aus dem Alltag und der normalen Welt etwas zurückzieht und emotional Zugang zu einer anderen, tieferen, weiseren Welt erhält. Ein Ausnahmezustand auch hier, ja – aber einer, der der Frau, ihrer Familie und ihrem Volk Segen bringt.

Der Übergang, wann die Normalzeit endet und diese Mondzeit beginnt, lässt sich selten auf die Sekunde genau feststellen. Aber wir PMS-geplagten Gebärmutter-Trägerinnen können die Moontime genau erkennen: Sie beginnt mit Einsetzen der Beschwerden. Einige Tage vor Beginn der Blutung wird in unserem Inneren ein Schalter umgelegt – und los geht die wilde Reise in diese andere Welt.

Diese andere Welt ist, PMS hin oder her, tatsächlich ein Schatz für uns Frauen. (Wir bleiben mal weiter bei unserem Gedankenspiel: Menstruation = positiv. Durchhalten!) In der anderen Welt ist natürlich auch die Wahrnehmung eine andere. Die Wahrheiten, die frau in dieser Welt finden kann, liegen nicht so offensichtlich zutage, frau muss länger in sich hineinhören und sich auf Flüstern und Wispern einstellen. Mit Glück jedoch findet frau einen direkten, kräftigen und nicht zu unterbrechenden Zugang zur eigenen Intuition! Und zugegeben, manchmal ist es wirklich schwierig, hinter Schmerzen oder emotionalen Ausnahmezuständen in diese positive Welt einzutauchen und die Botschaft zu verstehen. Aber erstens gibt es dafür ein paar Tricks (siehe Kapitel „Auszeit"), und zweitens besitzen wir dafür eine großartige Verbündete: die Gebärmutter, im Fachjargon Uterus genannt.

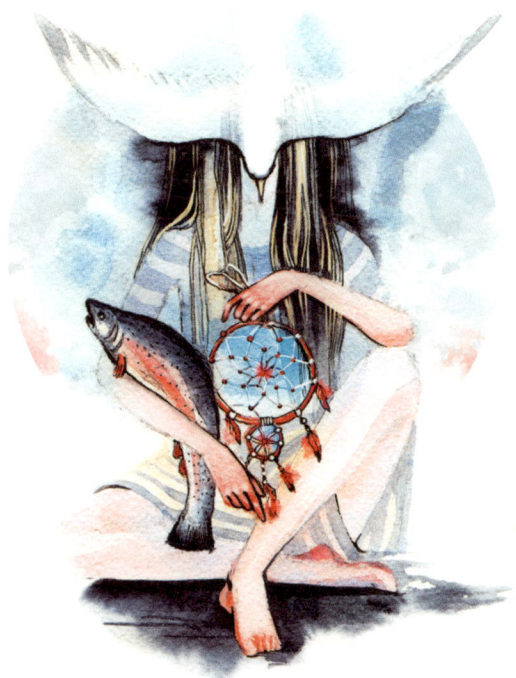

Die Weisheit der Menstruation hängt direkt mit der Beschaffenheit der Gebärmutter zusammen. Dieses ungewöhnliche Organ ist reich bestückt mit sensorischen Nerven und Geweben, deren genaue Funktion bis heute nicht restlos bekannt ist.

In jedem Zyklus baut sich in der Gebärmutter eine dicke Schleimschicht auf, in der es sich das Ei wie in einem kuscheligen Nest gemütlich machen kann. Besonders während der Menstruation, wenn diese Schleimhaut ausgeschieden und die Gebärmutter zur offenen Wunde wird, ist der Uterus höchst sensibel – und empfindlich wie ein Sinnesorgan. So wie wir mit Hilfe der Netzhaut sehen oder mit Hilfe der Geruchsnerven und der Riechschleimhaut riechen können, um unsere Umwelt im Außen möglichst genau wahrzunehmen, so können wir dank der empfindlichen Gebärmutter unsere innere Welt wahrnehmen. Wir können unsere innere Stimme hören. Wir können den Bezug zu unseren wahren Bedürfnissen und Träumen herstellen und die Heilung verletzter Gefühle vorantreiben. Wir bekommen durch das Bluten die Möglichkeit, unser Leben, unsere Beziehungen und unseren inneren Kompass zu überprüfen, zu bewerten, zu gewichten, auszusortieren, auf ihren Sinn abzuklopfen – und zu ändern. Und zwar jeden Monat wieder!

Die Bluterei ist für viele Frauen ein Fluch, den sie am liebsten loswerden würden, aber sie ist auch ein Segen. Denn die Menstruation ist die Zeit, da sich unser tiefes

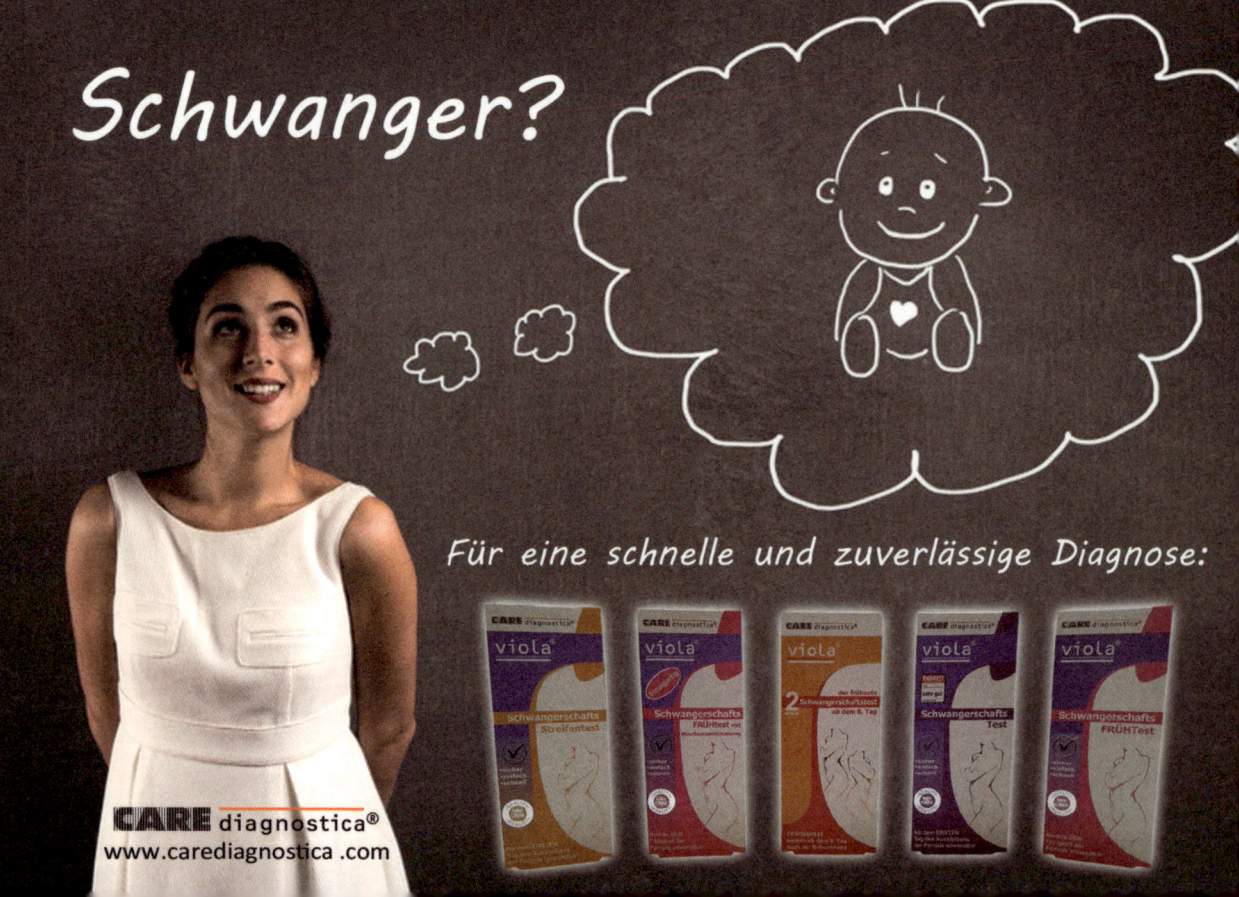

Inneres laut bemerkbar macht. Und das, was verdrängt, nicht ausgesprochen oder zur Seite geschoben wurde – das spricht prämenstruell! Die Stimme des Blutes hören wir nämlich am lautesten, kurz bevor die Blutung einsetzt. Und sie lässt sich grob in **drei Erscheinungsformen** unterteilen.

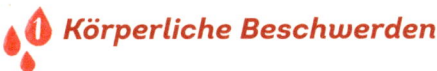

## 1 *Körperliche Beschwerden*

Da sind zunächst die körperlichen Symptome des Monster-Syndroms, die von Kopfschmerzen bis zu Krämpfen reichen und oft einfach nur mitteilen wollen, dass *irgendetwas* nicht stimmt. Irgendetwas, worüber man sich vielleicht schon länger den Kopf zerbricht oder das einen chronisch verletzt, ohne dass man es sich eingesteht. Leider klingt die Sprache der körperlichen Symptome oft genug wie Fachchinesisch oder eine verdammte Fremdsprache, die man trotz pflichtbewussten Grammatik-Büffelns einfach nicht durchblickt. Das liegt nicht an unserer Dummheit, sondern daran, dass sich der Körper oft eine schon eingefahrene Schwachstelle sucht, um mittels Schmerzen kundzutun, dass irgendetwas falsch läuft. Sprich: Wenn Du tendenziell eh schon zu Kopfweh neigst, weil Du Augen, Hirn und Nacken durch 8-Stunden-Computerarbeit täglich malträtierst, ist die Chance auf PMS-Kopfweh jackpotmäßig hoch. Heißt aber nicht, dass Dein Körper Dir sagen will, dass mit dem Kopf etwas nicht stimmt.

Ich zum Beispiel habe mich in meinen frühen Zwanzigern nicht mit ein paar mickrigen PMS-Wehwehchen abgegeben, sondern jeden Monat das große Drama-Ticket rausgeholt. Das begann mit heftigen Brech-Attacken und Krämpfen und endete regelmäßig (haha!) mit Kreislaufzusammenbruch und Notärzten, die mich aus dieser gefühlten Katastrophe ins Leben zurückspritzten. Dass sich hier ein schweres Kindheitstrauma den Weg an die Oberfläche bahnte, verstand ich lange nicht. Wie auch – ich hatte das Trauma wirklich sehr, sehr tief in mir vergraben. Aber dass mir mein Körper verdammt lautstark etwas mitteilen wollte, das wurde nach einiger Zeit sogar mir Sturkopf klar.

Jedenfalls egal, welche der 300 PMS-Symptome sich einstellen, ab einem gewissen Schweregrad oder Schmerzpegel reagieren die meisten Frauen gleich: Medikamente müssen her! Ein ganzer Industriezweig lebt genüsslich von den monatlichen Versuchen, Schmerzen auszulöschen und PMS in irgendein unbekanntes Universum zu beamen. Hauptsache, weit weg. Weil die Symptome aber schrecklich anhänglich sind und mysteriöserweise meist nach einem Monat wieder vor der Haustür stehen, sollte frau sie vielleicht doch einmal genauer betrachten. Was passiert da wirklich? Was tut weh oder zwickt und zwackt? Auf den Tagebuchseiten dieses Buches findet Ihr eine eigene Rubrik, in der Ihr für jeden Zyklus die körperlichen PMS-Symptome eintragen könnt. Das ist schon mal ein erster Schritt. Der zweite Schritt ist deutlich gewagter: Lasst Euch einmal (oder regelmäßig) in Eure Zustände hineinfallen. Das wird klarerweise im Büro nicht gehen, aber vielleicht am Abend oder am Wochenende zu Hause. Spürt das Ziehen und Krampfen, ohne Euch zu betäuben. Beobachtet aufmerksam, was in Eurem Körper geschieht und wie Ihr darauf reagiert. Das ist natürlich kein Aufruf zu Masochismus und ersetzt auch in keinster Weise einen kompetenten medizinischen Rat. Aber wenn Euch Euer Körper schon so regelmäßig Beschwerden oder Qualen schickt, könnt Ihr ihm auch den Gefallen tun, ihm einmal zuzuhören. Vielleicht ist das, was er zu sagen hat, gar nicht so schwer zu verstehen. Vielleicht wünscht er sich nur eine kleine Änderung der Lebensgewohnheiten. Ein bisschen mehr Schlaf, weniger Alkohol vor der Periode, ein bisschen unterstützenden Sport beim Eierstockschießen.

Wer dabei entdeckt, wozu Pickel gut sind, möge sich bitte bei mir melden.

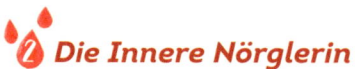

## Die Innere Nörglerin

Einige Tage vor Einsetzen der Blutung machen sich nicht nur körperliche Symptome bemerkbar, auch auf der emotionalen Ebene passieren spannende Dinge: Unsere Toleranzgrenze fällt in den Keller. Und heraus kommt eine Kritikerin, die kein Erbarmen kennt. Präzise und scharf kritisiert sie alles, was ihr nicht passt – bei anderen und bei uns selbst. Beginnen wir erst mal mit uns selbst. Erfahrungsgemäß startet diese Innere Nörglerin gerne mit unserem Aussehen: Wir sind zu dick, der aufgeblähte Bauch kurz vor Einsetzen der Menstruation ist sowieso der Wahnsinn und die Haare sind zwei Stunden nach dem Waschen schon wieder fett. Wer bitte soll sich so auf die Straße trauen?! Von den Klamotten passt heute auch nichts (außerdem haben wir sowieso überhaupt nichts Anständiges mehr zum Anziehen!), und spätestens wenn uns beim Frühstück der Toast einen Tick zu dunkel gerät oder uns am Weg zur Arbeit der Bus vor der Nase wegfährt, wissen wir: Wir sind nicht nur hässlich, sondern auch noch dumm. Tatsache.

Nachdem das Aussehen abgehandelt ist, holt die Kritikerin clever dann im zweiten Schritt je nach individueller Lebenssituation personalisiert angepasste Vorwürfe aus ihrem prall gefüllten Zauberhut. Wie, noch immer keinen Mann gefunden? Oder schon wieder zu wenig Zeit für die Kinder? Unfähig, Karriere zu machen? Und dass uns niemand mag, ist sowieso schon stadtbekannt. Da muss dann nur noch irgendwer einen dummen Spruch loslassen und schon möchten wir am liebsten wahlweise toben oder losheulen. Verletzlich und verwundbar, wie wir sind.

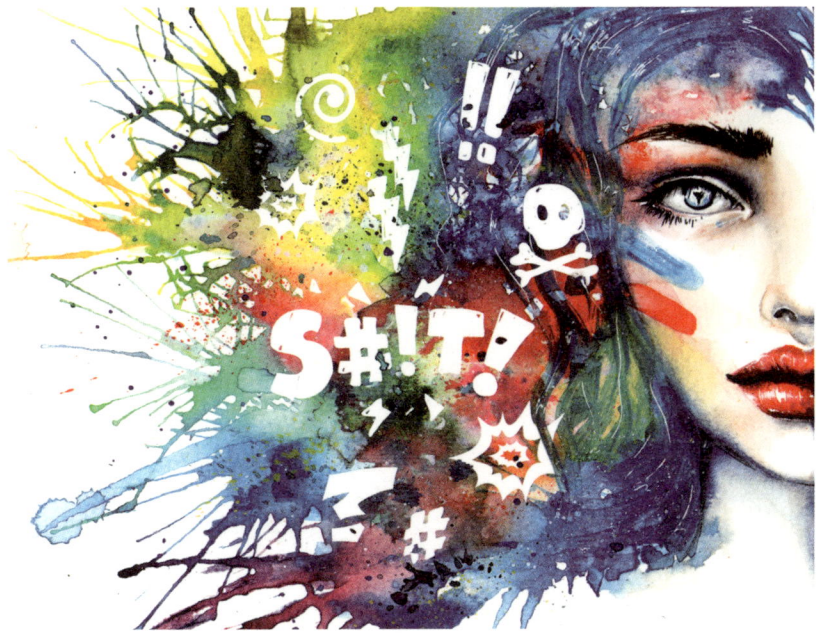

**Die Innere Nörglerin** zieht uns mit ihren Vorwürfen jeden Monat zur Rechenschaft. Aber anstatt darüber in Selbstmitleid auszubrechen, sollten wir ihr einmal zuhören. Und zwar ganz genau. Was sagt sie eigentlich? Woran krittelt sie herum? Welche Aspekte unseres Lebens präsentiert sie uns da so unerbittlich? Also: Was will die Nörglerin von uns?

Um sie zu verstehen, sollten wir zuallererst damit beginnen, in den Tagen vor der Periode achtsam zu sein. Beobachten wir einmal aufmerksam, was wir zu und über uns selbst sagen und wie wir über uns denken. Wahrscheinlich kommt die Nörglerin regelmäßig mit sehr ähnlichen Themen in unser Bewusstsein spaziert – und am einfachsten lässt sich dies durch Aufschreiben festhalten. Auf den Tagebuchseiten findet Ihr eine eigene Rubrik, in der Ihr für jeden Zyklus die Nörgelei in Stichworten notieren könnt. Schreibt Ihr jedes Mal das Gleiche? Oder ändern sich die Themen, je nachdem was Ihr in den vorangegangenen Wochen erlebt habt?

Wenn Ihr dann bereit seid, mit der Inneren Kritikerin in einen Dialog zu treten, sucht Euch die „Chronik der Inneren Nörglerin" weiter hinten im Buch. Stellt Euch die Lady als reale Person vor und schreibt ein Gespräch mit ihr nieder. Notiert unvoreingenommen, was sie zu sagen hat und antwortet darauf. Diskutiert mit ihr, aber lasst Euch nicht von ihr überrollen. Nehmt sie ernst – und fragt sie am Ende, wie sie euch helfen könnte. Denn genau das will sie eigentlich tun! Die Innere Nörglerin ist ein Aspekt von uns, eine innere Stimme, die wir kurz vor der Menstruation am besten hören können und die uns mit unseren wunden Punkten konfrontiert. Das kann – zugegeben – unangenehm sein. Aber es bietet uns auch die wunderbare Chance, unser Innenleben „aufzuräumen". Selbstvorwürfe loszulassen, die schon lange nicht mehr gültig sind und Lösungen für Probleme zu finden, mit denen wir uns schon viel zu lange nicht auseinandersetzen wollen.

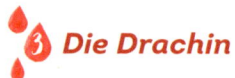

## Die Drachin

Während sich die Innere Nörglerin mit uns selbst beschäftigt, gibt es in den Tagen vor der Blutung noch eine andere elementare Kraft, die sich Raum schafft: die PMS-Energie, die sich nach Außen richtet. Mürrisch, kritisch, forsch, kein Blatt vor den Mund nehmend, explosiv, provokativ, oft ärgerlich, wütend, übelgelaunt, ungeduldig, grimmig, empört, zornig, aufbrausend, empfindlich, giftig, streitlustig und frustriert ... die Liste könnte noch lange weitergehen. Zusammengefasst: Wir flippen aus.

Bei mir war es Wut. Jahrelang ging mein nächstes Umfeld einmal im Monat in Deckung, wenn ich wenige Tage vor Einsetzen der Periode zu wüten begann. Aggressiv, oft ungerecht (ja, ich gebe es ja zu!) und unerbittlich bügelte ich alles und jeden nieder, der sich mir in den Weg stellte. Oder der es – Achtung: Höchststrafe! – wagte, die Zahnpastatube im Bad offen liegen zu lassen. Da ich ansonsten ein sozial recht verträglicher Mensch bin, war das für meine Umgebung nicht nur anstrengend, sondern regelmäßig auch schockierend.

Ich selbst nannte es „meine Drachenzeit". Nicht nur, weil ich zum bösen Hausdrachen mutierte, sondern auch, weil die Menstruation in alten Mythen und matriarchalen Märchen oft mit der Drachenkraft gleichgesetzt wird. Die Autorin und Künstlerin Luisa Francia hat zu diesem Thema vor vielen Jahren sogar ein eigenes Buch geschrieben (*Drachenzeit*). Und egal, ob man Drachen nun verehrt (wie im asiatischen Raum und in „Game of Thrones") oder sie fürchtet und zerstören will (wie in katholisch geprägten Ländern), eines ist immer klar: Drachen sind machtvolle Wesen.

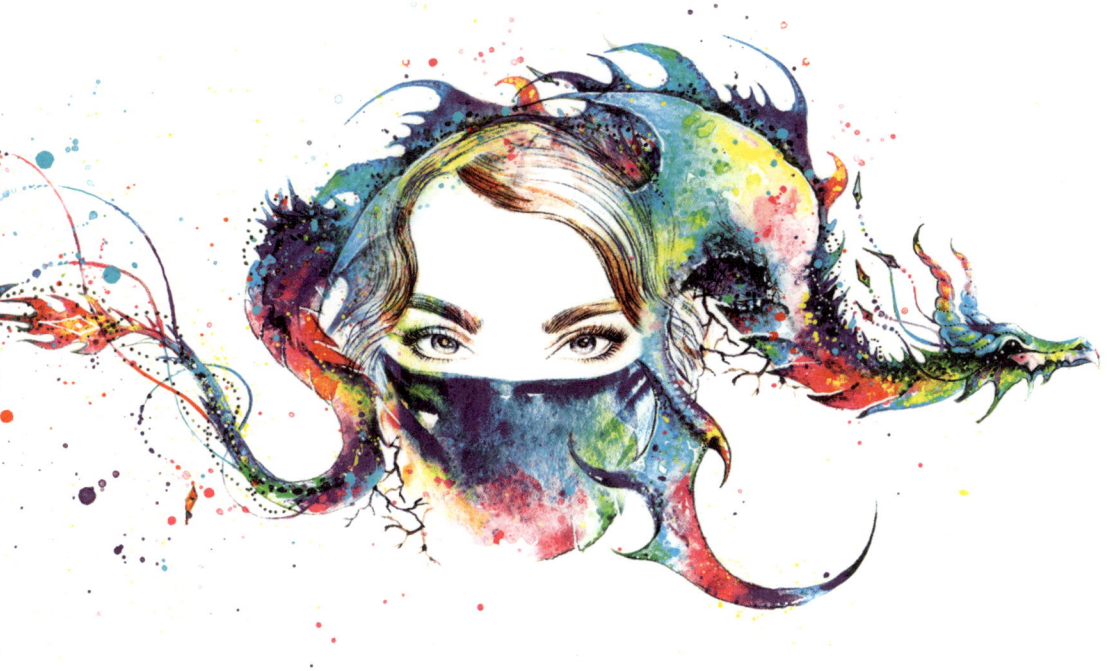

Wie die Innere Nörglerin ist auch **die Drachin** ein Teil von uns. Eine innere Stimme, die (endlich) gehört werden will. Eine Kraft, die uns jeden Monat zeigt, was uns nicht passt, was in unserem Leben geändert gehört. Und auch bei der Drachin gilt: Wir sollten damit beginnen, in den Tagen vor der Periode achtsam zu sein. Verfolgen wir aufmerksam, was wir anderen vorwerfen und was uns auf die Palme bringt. In welchen Situationen reißt uns regelmäßig der Geduldsfaden? Zu welchem Thema provozieren wir regelmäßig einen Streit? Und wen würden wir PMS-mäßig am liebsten ungespitzt in den Boden stampfen?

Auch wenn sich das nicht immer so krass äußern muss wie hier beschrieben, ein paar Aspekte der Drachin wird wohl jede in sich finden. Mal gedämpfter, mal ausgeprägter.

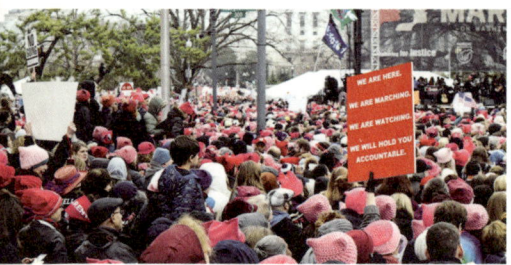

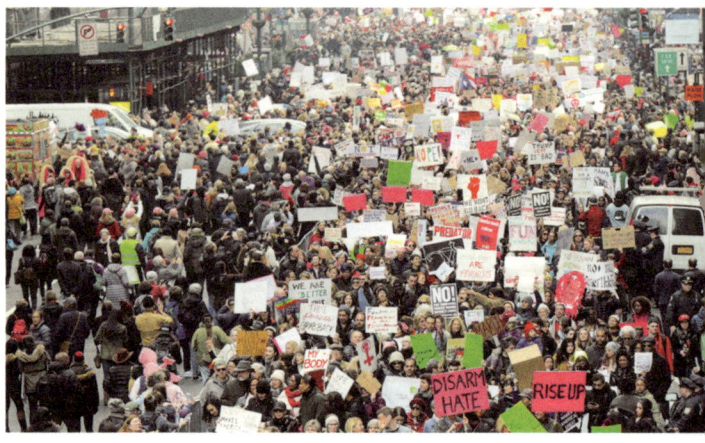

*Beim „Women's March on Washington" ▶ protestierten am 21.1.2017 über 2 Millionen Frauen gegen Präsident Donald Trump. Schauspielerin Ashley Judd (rechts) hielt dabei ihre berühmte Rede „I am a nasty woman", zu sehen auf Youtube.*

Die Sprache der Drachin ist übrigens oft leichter zu verstehen als die der Nörglerin und der körperlichen Symptome. Wenn man angesichts einer unaufgeräumten Küche auszuckt und dem Partner vorwirft, dass er sich um nichts kümmert, dann wird es wohl einfach Zeit, einmal (im beruhigten Zustand!) eine klare Diskussion über Halbe/Halbe zu führen.

> **Blut ist unsere Spur.**
> **Wenn wir diesem roten Faden ins Labyrinth folgen,**
> **begegnen wir unweigerlich unserer Macht.**
>
> **Luisa Francia** *in ihrem Buch „Drachenzeit".*

Die Drachin ist außerdem auch zuständig für unseren Ärger über die allgemeinen Zustände in der Welt und unserer Gesellschaft. Ungerechtigkeit, egal welcher Art, wittert die Drachin auf hundert Kilometer Entfernung. Anlässlich der Wahl des oben zitierten Herrn Trump zum Präsidenten, der mit seinen rassistischen und frauenfeindlichen Ansichten laufend polarisiert, formierten sich in hunderten amerikanischen und europäischen Städten Protestmärsche. Trump hatte seine Kontrahentin Hillary Clinton regelmäßig eine „nasty woman", eine böse und wi-

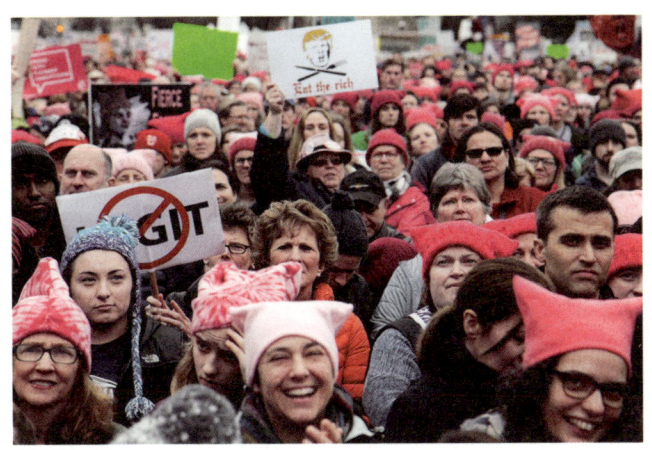
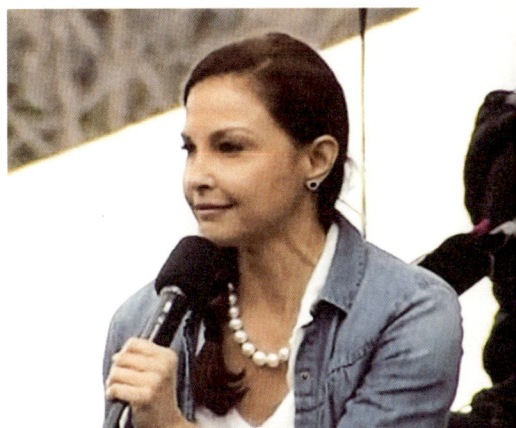

derliche Frau, genannt und brüstete sich damit, aufgrund seiner Berühmtheit jeder Frau ungefragt an die „Pussy" greifen zu können. Beim „Women's March on Washington" am 21. Januar 2017, dem ersten Tag nach seiner Amtseinführung, protestierten weltweit über zwei Millionen Frauen gegen diesen frauenverachtenden Präsidenten. Unter dem Motto „Wir sind hier, um böse zu sein" war der „Women's March" die größte Demonstration der gesamten US-Geschichte. Das, Frauen, ist die Drachenkraft!

Die PMS-Drachenzeit ist natürlich kein Freibrief für Beleidigungen oder die Herabwürdigung anderer Menschen. Aber nehmt die Drachin ernst. Versucht nicht, sie zu unterdrücken oder Euch im Nachhinein dafür zu entschuldigen. Gebt den Dingen, die Euch stören, Raum und schenkt ihnen Aufmerksamkeit. Die Drachenzeit ist, wie das Auftreten der Nörglerin, eine perfekte Gelegenheit, in unserem Leben aufzuräumen. Und auch hier gilt: Aufschreiben hilft. Auf den Tagebuchseiten findet Ihr wieder eine eigene Rubrik, in der Ihr für jeden Zyklus die Hinweise der Drachin notieren könnt. Nach einigen Durchgängen (schreibt Ihr jedes Mal das Gleiche oder ändern sich die Themen?) nehmt Euch die „Drachin-Chronikseite" weiter hinten im Buch zur Hand. Bringt zu Papier, was Euch am meisten missfällt. Und überlegt Euch kleine Schritte (klein und machbar!), was Ihr in Eurem Leben ändern könnt, um die Drachin zu besänftigen. Zugegeben, die Drachenzeit kann mit ihren starken Emotionen anstrengend sein. Aber je mehr frau die Kraft und die Macht hinter dieser Energie spürt, desto mehr lernt frau die Drachin zu schätzen. Und glaubt mir: Drachenreiten ist verdammt cool!

# lunette®
## MENSTRUATIONSKAPPE

*Ganz ohne Fadenspiel*

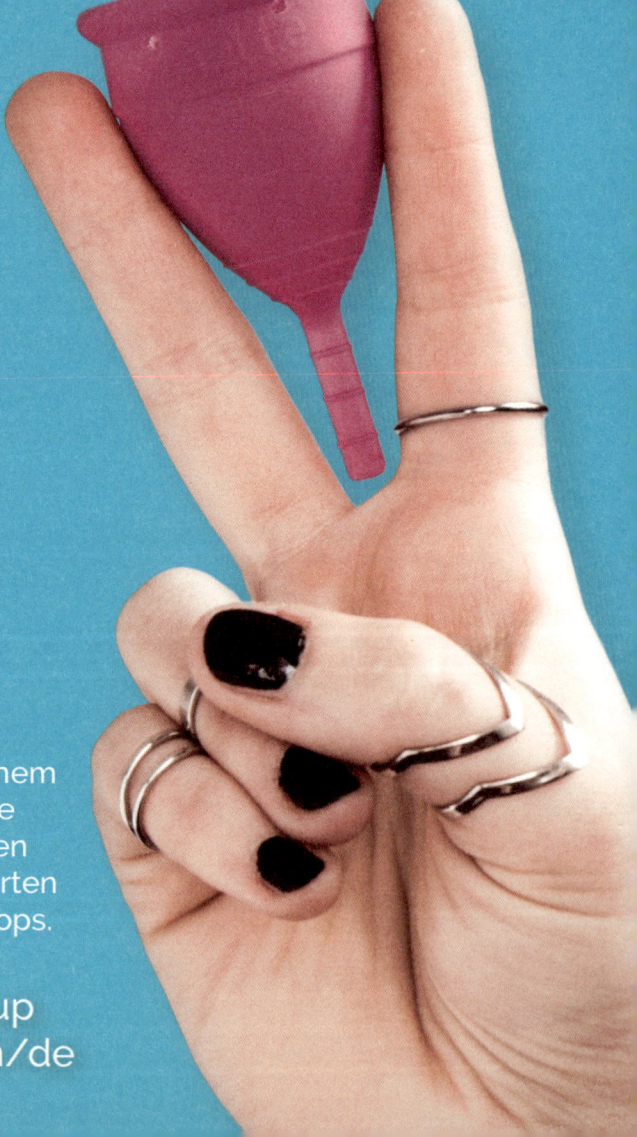

## "NIE MEHR OHNE!"

4.9/5 auf Facebook

Die Lunette Menstruationskappe ist deine perfekte Periodenbegleiterin. Die wiederverwendbare Lunette Menstruationskappe aus medizinischem Silikon ist eine unbeschwerte, sichere und hygienische Alternative zu Binden und Tampons. Erhältlich in gut sortierten Apotheken, Bioläden und Online Shops.

 @LunetteCup
lunette.com/de

## Der Augenblick der Wahrheit

In ihrem wunderbaren Buch *Die weise Wunde Menstruation* nennen die Autoren Penelope Shuttle und Peter Redgrove die Periode einen „Augenblick der Wahrheit, der Lüge nicht erträgt." Wer sich einmal aufmerksam mit seinem Prämenstruellen Syndrom beschäftigt, wird erkennen, wie richtig dieser Gedanke ist. Egal, ob es um das persönliche Leben oder allgemeine gesellschaftliche Themen geht, wir Frauen müssen unsere Gefühle der Unzufriedenheit viel zu oft verschweigen und verdrängen. Müssen freundlich und nett sein, gesellschaftlich angepasst und bitte nicht mächtig. Zumindest glauben wir oft, so sein zu müssen. Kein Wunder, dass dieser „Augenblick der Wahrheit" dann regelmäßig zu einem Augenblick der Verzweiflung wird.

Unzählige Symptome machen die Zeit vor Einsetzen der Blutung zu einer anstrengenden Angelegenheit. Aber wer genau hinschaut, wird entdecken, dass die Menstruation ein mächtiger Zustand ist. Einerseits ist die Periode unser höchstpersönlicher, fix eingebauter Jungbrunnen, da jeden Monat frisches, unverbrauchtes Blut gebildet werden muss, um den Blutverlust auszugleichen. Mit dem Menstruationsblut werden außerdem alte Zellen ausgeschwemmt – mit jedem Zyklus findet also auf körperlicher Ebene eine veritable Reinigung statt. Und andererseits ermöglicht uns die Periode auch eine Reinigung auf emotionaler und seelischer Ebene. Das, was uns prämenstruell am meisten plagt, sind genau die Themen, die unserem Glück im Wege stehen. Welche großen Fragen wirft uns das PMS also vor die Füße? Welche heiklen Themen steigen da zyklisch aus ihrem Verlies an die Oberfläche? Sind wir mit unserem Leben auf dem richtigen Weg? Tun wir das, was wir wirklich tun wollen?

Wer auf die Nörglerin und die Drachin hört, wird spannende Einsichten gewinnen. Und wem klar ist, dass Verdrängungen oft nur noch in der Sprache des Körpers bewältigt werden können, der wird vielleicht ein bisschen milder mit sich selbst und seinen Beschwerden umgehen. Das regelmäßige Aufschreiben und Hinterfragen von Symptomen sowie das Ausfüllen von Fragebögen schärfen die Aufmerksamkeit und die Achtsamkeit gegenüber unserer Periode. Markiert Euch in jedem Zyklus den Tag, an dem es Euch am schlechtesten geht. Er birgt das Potential für die größte Erkenntnis und die tiefgreifendste Heilung. Und wer weiß, vielleicht wird die Menstruation langsam, langsam plötzlich doch wieder ein Stück heilig. ●

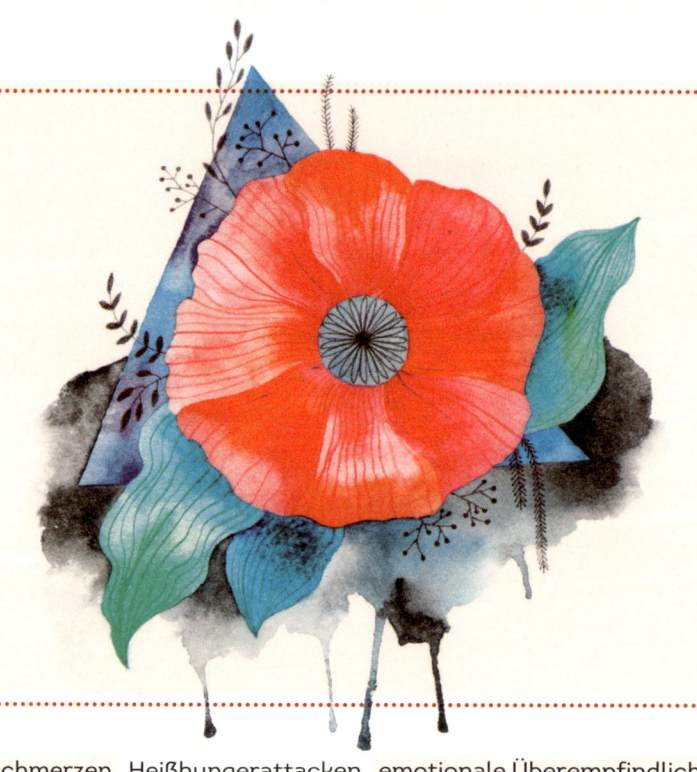

Kopfschmerzen Heißhungerattacken emotionale Überempfindlichkeit Akne
Wesensveränderung Anschwellen der Beine, Hände, Füße oder des Gesichts
Bauchschmerzen Bauchkrämpfe Asthma Antriebsschwäche Reizbarkeit
Appetitlosigkeit Verwirrtheit Depression erhöhte Empfindlichkeit der Brust
Angstzustände Anspannung gesteigerter Appetit auf Süßes Anhänglichkeit
Antriebslosigkeit Brustschmerzen Schlaflosigkeit Gleichgewichtsprobleme
Blähungen Entzündungsreaktionen nach latenten Infektionen Verstopfung
Druckgefühle im Unterleib Hyperaktivität Unfallneigung Gewichtszunahme
Abgeschlagenheit schlechte Laune seelischer Druck Erbrechen Ohnmacht
Vergesslichkeit verschwommenes Sehen Durchfall unkontrolliertes Lachen
Einsamkeitsgefühl Müdigkeit Gefühle überwältigen einen Muskelschmerzen
Herzrasen Gefühle geraten außer Kontrolle Gelenkschmerzen Schwäche
Geschlechtsverkehr verursacht Schmerzen Rastlosigkeit Sentimentalität
Wut Out-of-Control-Gefühle Koordinationsprobleme Appetitveränderung
Krämpfe im Unterbauch verstärktes Schwitzen Aggressivität Putzzwang
Wassereinlagerungen (Ödeme) Panikattacken Kribbeln in Armen und Beinen

# PMS-Symptome

### Eine kleine Liste des Schreckens

**PMS bezeichnet körperliche und psychische Veränderungen in den Tagen vor Einsetzen der Periode. In der ärztlichen Fachliteratur wird meist von 150 PMS-Beschwerden gesprochen, neue amerikanische Studien haben den Katalog der PMS-Symptome auf 300 angehoben. Auch wenn unser Umfeld meist nur von „Zickentagen" spricht – PMS ist ein reales, belastendes Problem für die betroffenen Frauen. Hier sind mal die wichtigsten Symptome. Zum Durchlesen, zum Ankreuzen, zum Aufspüren.**

Lichtempfindlichkeit   Unterbauch wirkt angeschwollen   Hoffnungslosigkeit
Migräne   Übelkeit   erhöhte Reizsensibilität (etwa auf Berührungen, Gerüche)
Interesselosigkeit für übliche Aktivitäten   Schwermut   Kreislaufbeschwerden
Energieverlust   verminderte Leistungsfähigkeit   Unkonzentriertheit   Unruhe
Heiserkeit   selbstverletzendes Verhalten   Schmerzempfindlichkeit ist erhöht
schnell frustriert   Sorgen   Libidoverlust   unscharfes Sehen   Verstimmungen
plötzliche Wutanfälle   tiefe Traurigkeit   Erkältungssymptome   Ängstlichkeit
Lärmempfindlichkeit   Magen-Darm-Beschwerden   erhöhtes Schlafbedürfnis
Eifersuchtsgefühle   Ungeschicklichkeit   Schwindelgefühl   nervöse Zustände
Hitzewallungen   Schleimhautreizungen der Atemwege   sich ungeliebt fühlen
Hautveränderungen   grundloses Weinen   Schlafstörungen   Unzufriedenheit
Selbstwertgefühl ist stark herabgesetzt   Rückenschmerzen   Beklemmungen
Lethargie   geschwollene Augen   Unterleibsschmerzen   Verlassenheitsgefühl
Völlegefühl   Pickel   Stimmungsschwankungen   starker Durst   steife Gelenke
erhöhter Harndrang   Mastodynie (Spannungsgefühl der Brüste)   Erschöpfung
Brechreiz   Lustlosigkeit   Hautrötungen   Konzentrationsschwäche

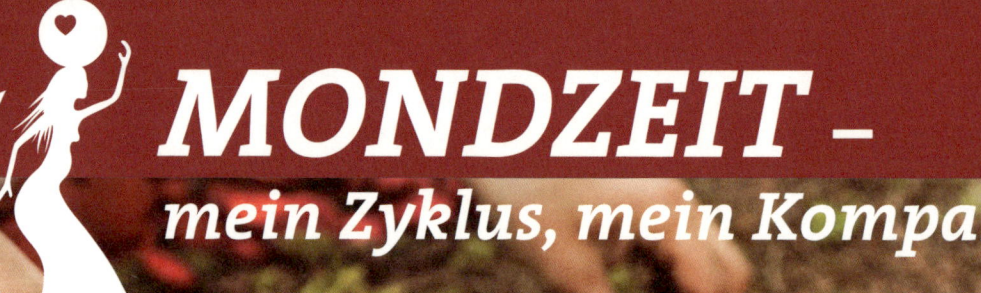
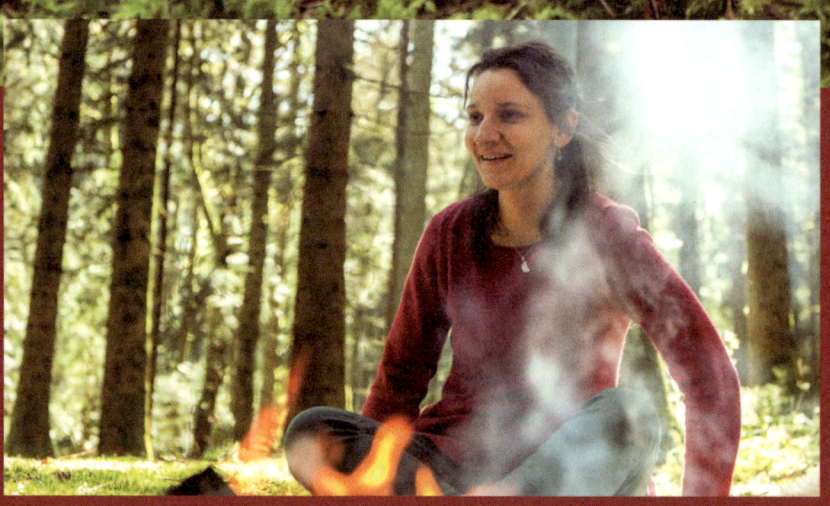

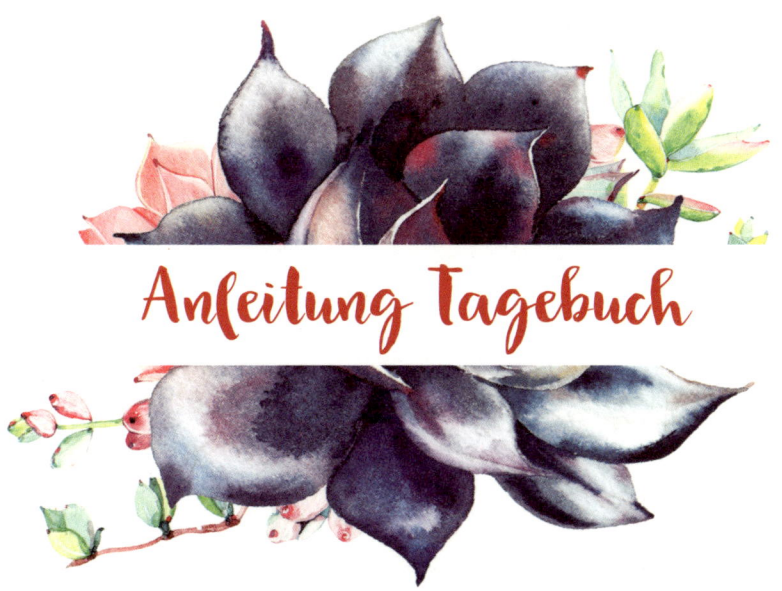

# Anleitung Tagebuch

**Das *Buch der Tage* ist auch ein echtes Tagebuch. Für insgesamt 14 Perioden findet Ihr angeleitete Journal-Seiten, die Ihr jeweils in der Woche der Menstruation befüllen könnt. Das ist nicht viel Aufwand, bringt Euch aber mit Achtsamkeit Eurer Menstruation näher.**

Habt Ihr schon mal Tagebuch geschrieben? Was macht man da? Im *Buch der Tage* gebt Ihr Eure Erfahrungen wieder, Eure Erlebnisse und Erkenntnisse. Und vielleicht sogar Eure Geheimnisse. Wichtig ist dabei, ungefiltert zu schreiben – also ohne die berühmte „Schere im Kopf". Eure Notizen sind ja nur für Euch bestimmt! Ob Ihr Schönes oder Trauriges vermerkt, ist alleine Eure Angelegenheit. Ob Ihr schnell ein paar hektische Stichworte aufs Papier kritzelt oder wunderbare Sätze drechselt, bleibt ganz alleine Euch überlassen. Das eigentliche Tagebuch-Schreiben braucht auch nicht viel Zeit, es sei denn, Ihr nehmt sie Euch. Denn Schreiben kann auch einen Raum schaffen, der uns ein wenig Ruhe und Zurückgezogenheit im Alltag bietet.

Wenn Ihr allerdings befürchtet, dass irgendjemand Unbefugter lesen könnte, was Ihr hier zu Papier bringt, dann verräumt *Das Buch der Tage*. Ist zwar schade, so ein schönes Buch zu verstecken, aber es gehört schließlich Euch allein und geht niemanden etwas an. *Das Buch der Tage* ist Eure höchstpersönliche Schatzkarte, mit der Ihr Euch auf die Fährte Eurer Menstruation begebt. Und je mehr Monate Ihr beschreibt, umso lebendiger und reicher wird diese Karte werden. Also los, Ladies!

# So benützt Du das Tagebuch:

## Datum des 1. Tages der Periode:

......................................................

Letzte Periode vor .......... Tagen          Dauer der Blutungen: ..... Tage

*Vermerke hier das Datum, an dem Deine Regel beginnt und wie lange die Regel dauert.*

**+** Positive Ereignisse der letzten 4 Wochen ⋮ Negative Ereignisse der letzten 4 Wochen **−**

*Job, Familie, Reisen, Gesundheit: Wie erging es Dir im letzten Monat? Notiere wichtige und kleine Ereignisse!*

**Träume.** Notiere hier Träume kurz vor oder während der Blutungen.

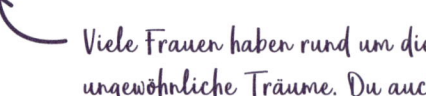

*Viele Frauen haben rund um die Periode ungewöhnliche Träume. Du auch?*

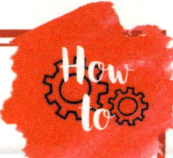

**Bloody Times!** Wie geht es Dir diesmal körperlich und emotional, während Du blutest? Du kannst hier für jeden Tag der Periode ein paar Sätze notieren, aber auch die ganze Periode am Stück, wichtige Ereignisse oder Erkenntnisse niederschreiben.

**Tag 1:**

← *Schreibe einfach drauf los. Je öfter Du Tagebuch schreibst, desto mehr wird Dir auffallen.*

Was wünscht Du Dir für den nächsten Monat?

↖ *Das kann ein Wunsch für Deinen Zyklus und die Periode sein, aber auch für Dein Leben allgemein.*

*Wenn Dir die Worte fehlen, findest Du Inspiration zur Beschreibung Deiner Tage.*

verletzlich  wütend  **dynamisch**  antriebslos
niedergeschlagen  traurig  **zurückgezogen**
**reizbar**  kreativ  melancholisch  aufgedreht
gesellig  harmonisch  gestresst
**überfordert**  liebevoll  in der eigenen Mitte
eins mit der Welt  schwach  *Emotions Wolke*  **hoffnungslos**
großherzig  weinerlich  gefühlvoll
depressiv  kälteempfindlich  passiv
ängstlich  **schusselig**  friedlich  insichgekehrt  unkonzentriert
müde  hungrig  schlapp
**energiegeladen**  schlecht gelaunt  **angespannt**  intuitiv
fröhlich  aktiv

# Datum des 1. Tages der Periode:

........................................................................

Letzte Periode vor .......... Tagen          Dauer der Blutungen: ..... Tage

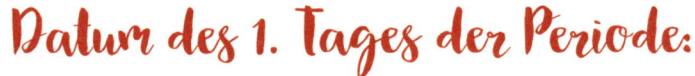

Positive Ereignisse der letzten 4 Wochen

Negative Ereignisse der letzten 4 Wochen

**Träume.** Notiere hier Träume kurz vor oder während der Blutungen.

**Periode 1. Es geht los!** *Das klingt vielleicht wie der Start der allerneuesten Kultserie, aber diesmal ist es der Beginn Deiner Heldinnenreise.*

Dear Diary

**PMS:** Wie hast Du die letzten Tage vor Einsetzen der Blutung erlebt? Lies noch mal den Text auf Seite 32, wenn Du die Drachin und die Nörglerin erforschen willst.

- Körperliche Beschwerden

- Die Innere Nörglerin

- Die Drachin

**Bloody Times!** Wie geht es Dir diesmal körperlich und emotional, während Du blutest? Du kannst hier für jeden Tag der Periode ein paar Sätze notieren, aber auch die ganze Periode am Stück, wichtige Ereignisse oder Erkenntnisse niederschreiben.

**Tag 1:**

**Weiter geht's mit Bloody Times!** Notiere an den einzelnen Tagen Positives wie Negatives. Schreibe Stichworte oder lange Texte – ganz wie es Dir gefällt.

**Tag 2:**

**Tag 3:**

**Tag 4:**

**Tag 5 und folgende:**

Was wünscht Du Dir für den nächsten Monat?

**Auszeit genommen:** ◯ ja ◯ nein Wie lange? ........................

verletzlich wütend **dynamisch** antriebslos

reizbar niedergeschlagen traurig **zurückgezogen**

gesellig kreativ melancholisch aufgedreht

**überfordert** harmonisch gestresst

eins mit der Welt liebevoll in der eigenen Mitte

schwach *Emotions Wolke* **hoffnungslos**

großherzig depressiv weinerlich gefühlvoll

ängstlich **schusselig** kälteempfindlich passiv unkonzentriert

müde hungrig friedlich insichgekehrt schlapp

**energiegeladen** schlecht gelaunt **angespannt** intuitiv

fröhlich aktiv

# Datum des 1. Tages der Periode:

..................................................................

Letzte Periode vor ........... Tagen          Dauer der Blutungen: ..... Tage

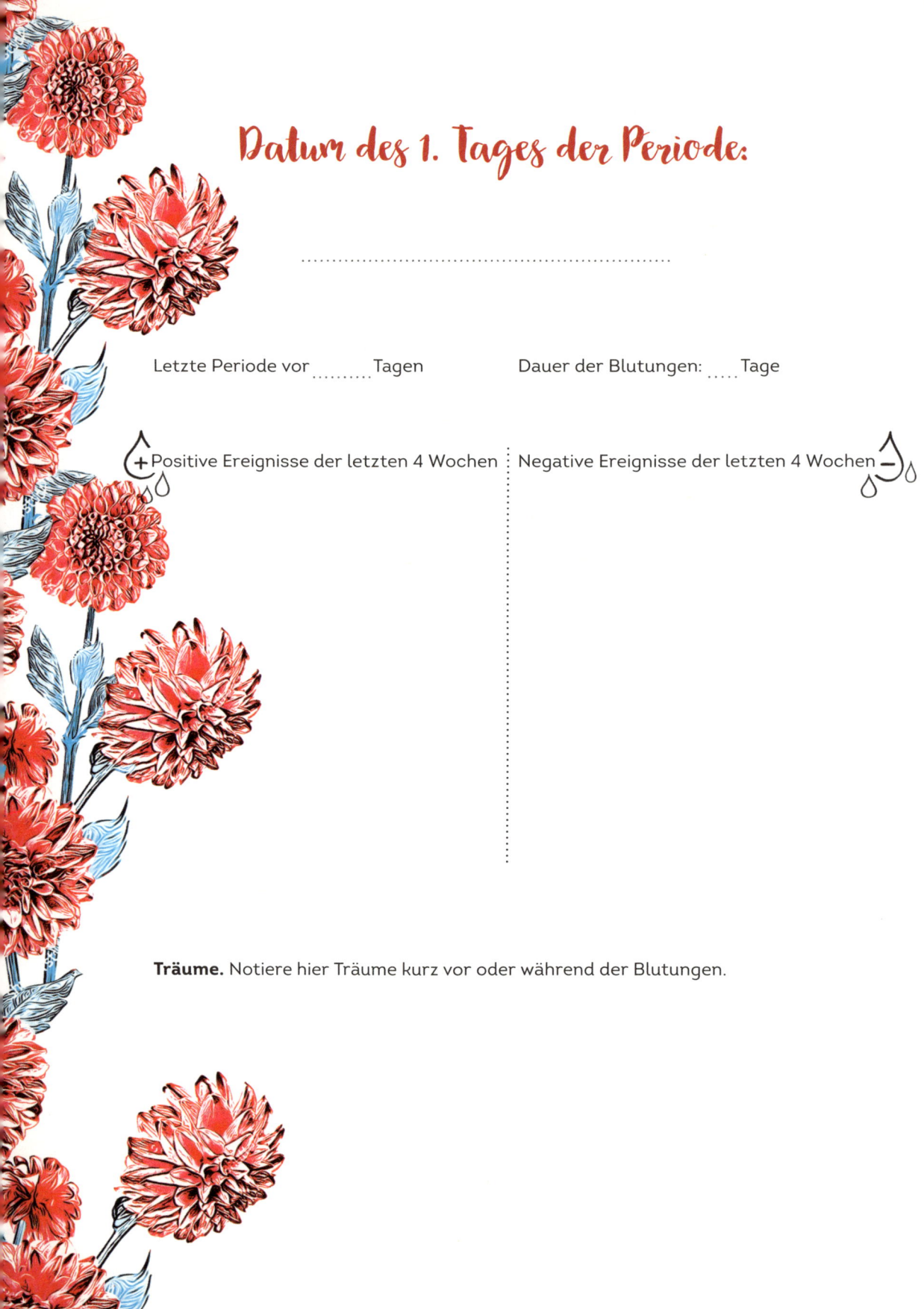

+ Positive Ereignisse der letzten 4 Wochen | Negative Ereignisse der letzten 4 Wochen −

**Träume.** Notiere hier Träume kurz vor oder während der Blutungen.

**PMS:** Wie hast Du die letzten Tage vor Einsetzen der Blutung erlebt? Lies noch mal den Text auf Seite 32, wenn Du die Drachin und die Nörglerin erforschen willst.

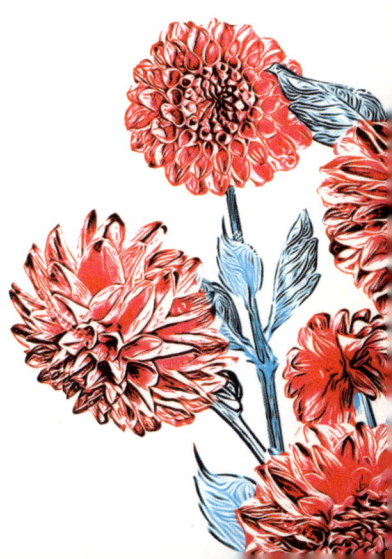

● Körperliche Beschwerden

● Die Innere Nörglerin

● Die Drachin

**Bloody Times!** Wie geht es Dir diesmal körperlich und emotional, während Du blutest? Du kannst hier für jeden Tag der Periode ein paar Sätze notieren, aber auch die ganze Periode am Stück, wichtige Ereignisse oder Erkenntnisse niederschreiben.

**Tag 1:**

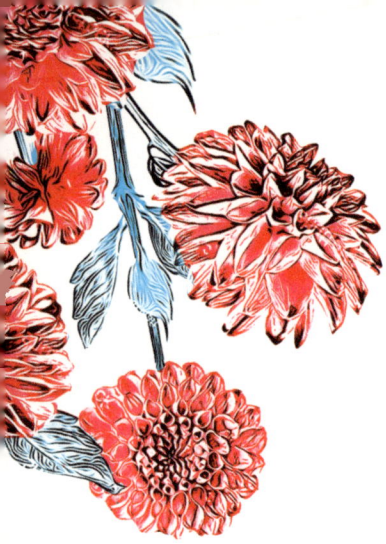

**Weiter geht's mit Bloody Times!** Notiere an den einzelnen Tagen Positives wie Negatives. Schreibe Stichworte oder lange Texte – ganz wie es Dir gefällt.

**Tag 2:**

**Tag 3:**

**Tag 4:**

**Tag 5 und folgende:**

Was wünscht Du Dir für den nächsten Monat?

**Auszeit genommen:** ◯ ja ◯ nein    Wie lange? .........................

verletzlich    wütend    **dynamisch**    antriebslos

reizbar    niedergeschlagen    traurig    **zurückgezogen**

gesellig    kreativ    melancholisch    aufgedreht

**überfordert**    harmonisch    gestresst

eins mit der Welt    schwach    liebevoll    fröhlich

großherzig    depressiv    *Emotions Wolke*    **hoffnungslos**

intuitiv    weinerlich

ängstlich    **schusselig**    kälteempfindlich    unkonzentriert

**energiegeladen**    hungrig    friedlich    gefühlvoll    aktiv    passiv

müde    schlecht gelaunt    insichgekehrt

in der eigenen Mitte    schlapp    **angespannt**

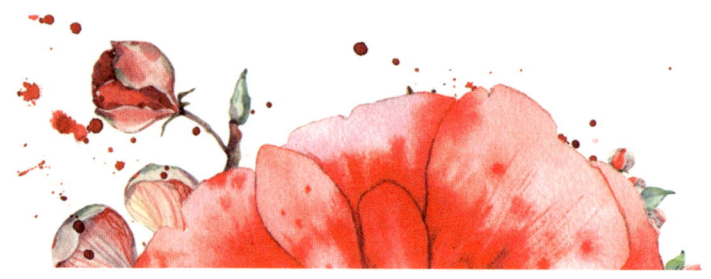

## Judith Binder
# Die Menstruation ist unser Jungbrunnen

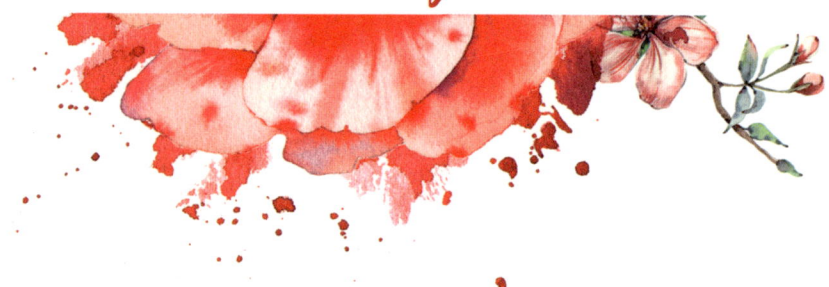

**Dr. Judith Binder ist Ärztin und Gründerin des feministischen Frauengesundheitszentrums Trotula in Wien. Der Schwerpunkt ihrer Arbeit liegt im Bereich „Komplementäre Frauenheilkunde" und Naturheilkunde. Im Interview spricht sie über die Periode und die bewundernswerte Leistung unserer Gebärmutter.**

**Maier:** *Die Statistik sagt uns: Ein Zyklus dauert 28 Tage. Und fünf Tage bluten Frauen statistisch gesehen bei ihrer Periode. Ist das tatsächlich so, oder ist das ein errechneter Mittelwert? Gibt es bei der Regel eine Regel?*

**Binder:** Die wenigsten Frauen haben wirklich immer einen 28-Tage-Rhythmus. Das kann leicht mal drei Tage rauf oder runter gehen. Der Großteil der Frauen bei mir in der Praxis blutet so ungefähr alle vier Wochen. Wir haben, wenn man genau hinschaut, oft auch einen Jahresrhythmus. Bei uns gibt es ja eine heiße und dann eine kalte Jahreszeit – da kann man beobachten, wie der Körper mit dem Zyklus auf die Begebenheiten reagiert, auf die Temperatur. Aber auch auf Aufregungen, Stress und Reisen zum Beispiel. Aber davon abgesehen sagt man ja oft, dass der Mondrhythmus und der Rhythmus der Frauen zusammenhängen – und das sind halt 28 Tage.

### Was ist dann ein unregelmäßiger Zyklus?

Einmal drei und einmal sechs Wochen und dann bleibt die Periode mal wieder ganz weg. Ein Wirrwarr sozusagen! Unregelmäßige Zyklen tun nicht weh, aber das nervt viele. Kommt eine Frau in den Wechsel, wird der Zyklus übrigens auch immer länger, bis die Menstruation dann ganz wegbleibt.

### Wieso ist Menstruationsblut eigentlich mal dünnflüssig, mal klumpig?

Bei der Menstruationsblutung kommt mit dem Blut auch abgebaute Schleimhaut aus der Gebärmutter heraus, das sind dann die Klümpchen. Wichtig ist: Der Körper scheidet mit dem Blut auch alle möglichen toxischen Stoffe aus, die sich im Körper angesammelt haben. Er entgiftet quasi jeden Monat! Und weil wir ja Blut verlieren, müssen jeden Monat auch frische, neue

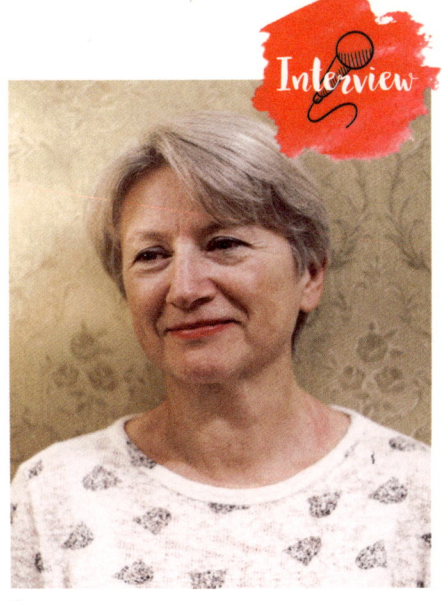

▲
*Frauenheilkunde bedeutet für Judith Binder, die weibliche Sicht auf den Körper zu stärken. Mehr Infos findet man auf ihrer Webseite www.trotula.at*

Blutzellen nachgebildet werden. Diese Entgiftung und die Verjüngung des Blutes sind wirklich ein Geschenk. Das scheint auch der Grund zu sein, warum Frauen eine längere Lebenserwartung haben als Männer.

### Dann ist Menstruationsblut ja wirklich etwas Besonderes!

Ja, etwas ganz Eigenes! Es gerinnt ja auch nicht so schnell. Es ist nicht wie Blut aus einer Wunde, die sich verschließt und verkrustet – wenn ich mich zum Beispiel in den Finger geschnitten habe. Das war für Männer immer schon rasend interessant, dass Frauen bluten, ohne dass sie eine Verletzung haben!

Bei der Menstruation muss jedenfalls alles raus, was sich in der Gebärmutter unter Einfluss der Hormone Östrogen und Progesteron im Lauf des Zyklus aufgebaut hat. Die gesamte Schleimhaut soll bis auf die Basalmembran, also die unterste Schicht, ausbluten und abtransportiert werden. Da kann man nicht sagen „Bei einer Frau geht die Hälfte raus, bei der anderen nur ein Viertel". Alles muss raus – und dann beginnt ein neuer Zyklus, eine neue Schleimhaut wird für eine eventuell kommende Schwangerschaft aufgebaut. Diese Schleimhaut muss frisch und neu sein, wie frisches Gras, wie ein Bett für die Einnistung des befruchteten Eies. Der Eisprung findet in der Mitte des Zyklus statt – und diese gesprungene Eizelle lebt ja nur zwölf Stunden. Wenn sie in dieser Zeit nicht befruchtet wird, dann stirbt sie. Aber der

Körper hält die tote Eizelle und das hübsche Schleimhaut-Bett noch vierzehn Tage.

*Da könnte doch eine andere Eizelle das hübsche Bettchen übernehmen.*

Nein. Denn zum Eisprung – also wenn eine ganz bestimmte Eizelle an der Reihe ist und springt – werden alle anderen Eizellen gestoppt, die halbfertig sind. Die kommen nie wieder zum Zug. Beim nächsten Zyklus sind neue Eizellen an der Reihe.

*Ein Glück, dass wir so viele haben! Und was löst das Bluten dann konkret aus?*

Die Hormone im Blut sinken ab – und das ist das Signal „Abstoßen". Und danach, wenn alles ausgeräumt ist, sprießen auf der basalen Schicht, die immer bleibt, ganz neue Blutgefäße und neues Gewebe wächst. Jeden Monat wieder.

*Das ist eine ziemliche Leistung der Gebärmutter!*

Genau betrachtet ist das etwas Gewaltiges. Wir haben da eine Wundfläche – und so klein ist die ja nun auch wieder nicht –, und die heilt, ohne zu verkrusten. Was für eine Leistung, die der Körper am Anfang der Regel da bringt! Zuerst abstoßen und dann die Wundfläche auch wieder schließen. Deswegen sagen ja die Traditionelle Chinesische Medizin oder das Ayurveda, wir sollen während der Regel keine anderen Maßnahmen wie Massagen oder Entgiftung bekommen, denn das ist schon genug. Viele Frauen können während der Regel durchaus eine Menge leisten. Das ist aber beinahe ein Wunder der Natur. Denn Faktum ist, der Körper leistet bei der Periode eine Sonderaufgabe. Wenn ich die Regel habe, ist es wichtig, dass ich dem Zeit gebe und nicht tausend andere Dinge tue. Außer natürlich, mir ist danach.

*Wie ist das eigentlich mit den Zwischenblutungen. Was blutet da?*

Das Gleiche wie sonst bei der Periode auch. Das ist die Schleimhaut der Gebärmutter, die zu einer Unzeit, wo sie eigentlich noch nicht bereit ist, sich zu lösen beginnt. Ganz oft hat das mit Stress und Nervosität zu tun. Ich bin unter Druck, ich gebe meine ganze Konzentration in eine Sache, der Körper wird wie ausgeschaltet. Im Zuge dieses Geschehens kann es dazu kommen, dass der Feedbackmechanismus zwischen Hypophyse, Schilddrüse, Eierstöcken, Hormonen und was noch alles an dem Vorgang beteiligt ist, gestört wird. Das ist wie ein Tanz – und der kann durcheinander kommen. Und dann sinkt der Hormonspiegel zur falschen Zeit.

*Und was passiert eigentlich nach der Periode?*

Die Gebärmutter ist leer, alles ist abgeschwollen. Das Progesteron ist halbwegs unten, das Östrogen ist erst am Beginn des Ansteigens. Ganz leise fängt das System an, sich wieder aufzubauen. Das ist die Zeit, wo man ohne Einschränkung durchstarten und richtig Leistung bringen kann! ●

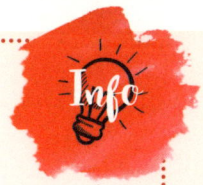

## Monatshygiene: Neue Trends und Klassiker

**Pro Jahr werden 45 Milliarden Binden und Tampons weltweit benützt. Könnt Ihr Euch den Müllberg vorstellen? Der Trend zu nachhaltiger Frauenhygiene wird daher immer stärker. Neue Produkte wie Thinx-Slips oder Mooncups sind wiederverwendbar, Bio-Binden und Bio-Tampons kommen ohne Plastik und Chemikalien aus. Super!**

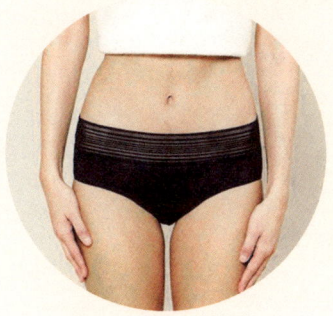

### Thinx
Antibakterielle, waschbare Unterwäsche saugt das Menstruationsblut auf

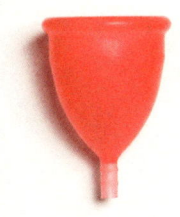

### Menstruationstasse
Mooncups aus medizinischem Silikon werden in die Scheide eingeführt

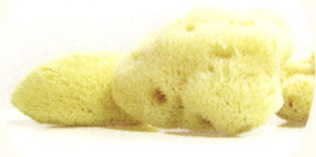

### Schwämmchen
Der wiederverwendbare Naturschwamm wird wie ein Tampon verwendet

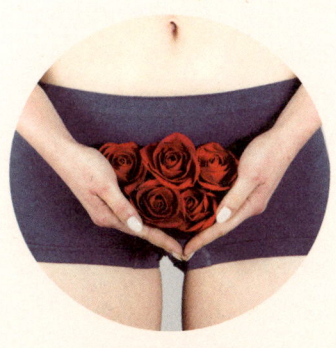

### Free bleeding
Funktioniert ohne Hygieneartikel, frau geht bei spürbarem „Ziehen" aufs WC

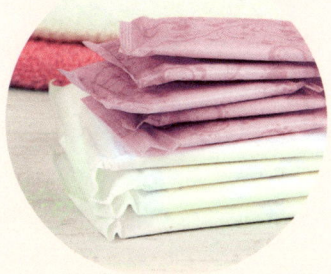

### Binden
Die Klassiker gibt es auch als wiederverwendbare Bio-Version ohne Plastik

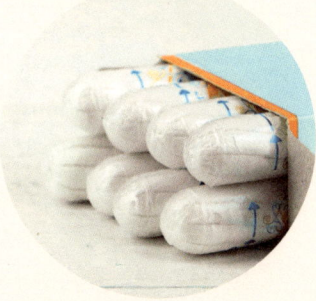

### Tampon
1930 erfunden, 1950 mit Rückholfaden versehen, macht Periode unsichtbar

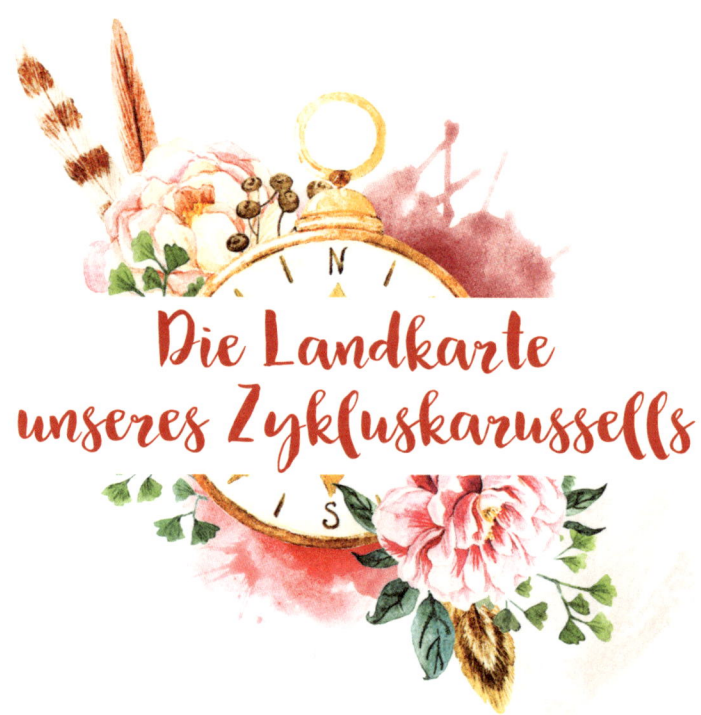

# Die Landkarte unseres Zykluskarussells

**Rund 400 Mal in unserem Leben reisen wir durch einen gesamten Zyklus. Immer im Kreis rum wie Formel 1-Pilotinnen. Wirklich wahrgenommen wird aber meist nur die *eine* Woche, in der wir bluten. Großer Fehler! Denn die restlichen drei Wochen machen uns zu Superwoman!**

So viel ist schon mal klar: Wir schaffen das ganz ohne weltweiten Diesel-Abgasskandal! Runde um Runde rasen wir im Monatsrhythmus von Eisprung zu Menstruation, nur dass unser Treibstoff Östrogen plus Progesteron heißt. Die Hormone, besser gesagt ganze Cocktails an Zyklushormonen, fluten durch unseren Körper und beeinflussen unser ganzes Leben – wie wir aussehen, wie wir lernen, wie unser Gehirn funktioniert und wie wir uns kleiden (ja, echt!). Egal also, durch welche Hormonkurve wir gerade brausen, der Zyklus beeinflusst unser Verhalten. Dabei kennen wir vor allem die nervige Zeit recht gut: Die Tage kurz vor und während der Menstruation, die uns mit mieser Stimmung, PMS-Problemen und Heulanfällen die Laune verderben.

Doch was ist eigentlich mit dem Rest des Monats? Da hat die Wissenschaft in den letzten zehn Jahren durch vielfältige Studien bewiesen: Wenn wir besonders gut drauf und erfolgreich sind, dann liegt das auch an unseren Hormonen! Denn der Zyklus einer Frau wird beherrscht von zwei Polen, dem Eisprung und der Menstruation. Beide Pole haben ihre ganz eigene Energie und tragen aufgrund der jeweils vorherrschenden Hormone ganz entscheidend zu unserem Auftreten, unserem Verhalten und unserer Stimmung bei. Unser Frauen-Superhormon ist dabei das Östrogen, das eigentlich aus drei Stoffen besteht: Östron, Östradiol und Östriol. Dieses Power-Hormon-Trio bestimmt nach Abklingen der Blutung die *erste Hälfte* des Zyklus, also die Reise bis zum Eisprung. Es macht uns zu extrovertierten Wesen, die selbstbewusster und kreativer sind als im restlichen Monat. Die Hormone pushen uns: Wir fühlen uns gut, sehen besser und strahlender aus, agieren souveräner und entscheiden schneller. Wir haben mehr Zuversicht und Vertrauen ins Leben – und wir geben mehr Geld aus. Wir wollen aus dem Vollen schöpfen und sehnen uns nach Abwechslung, egal ob es um Männer, Bücher oder Lippenstift geht. Und wir tragen um den Eisprung herum deutlich mehr rote Kleidung als im Rest des Monats, wie die kanadischen Forscherinnen Alec Beall und Jessica Tracy nachweisen konnten. Die „laute" Farbe Rot signalisiert der Umwelt „Holla, hier komm' ich!".

Der Zyklus hat sogar Einfluss darauf, wie Sport wirkt. Krafttraining ist zum Beispiel vor dem Eisprung wirkungsvoller als danach, da ist dann nämlich (dank Progesteron) Ausdauertraining angesagt. Wer tiefer in die Materie eintauchen will: In ihrem spannenden Buch *Die Zyklus Strategie* haben Sabeth Ohl und Eva Dignös eine Vielzahl an wissenschaftlichen Fakten zusammengetragen, die zeigen, wie frau den Zyklus für Alltag, Karriere und Erfolg gezielt nutzen kann. Also bitte in Zukunft Bewerbungsfotos immer in der ersten Zyklushälfte machen lassen ;-)

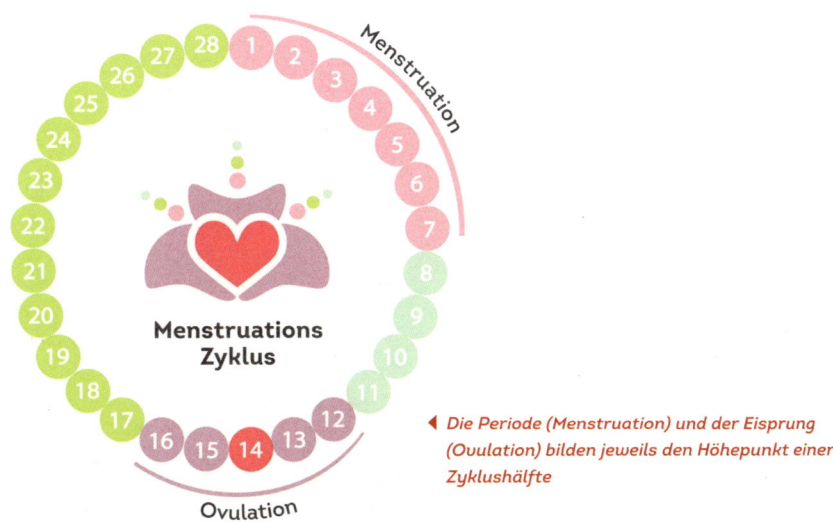

◀ *Die Periode (Menstruation) und der Eisprung (Ovulation) bilden jeweils den Höhepunkt einer Zyklushälfte*

Wenn das Östrogen in unserem Körper den Höchststand erreicht, mutieren wir schließlich zu Superwoman. Auf der Zielgeraden zum Eisprung dauert dieser herrliche Zustand rund sechs Tage. Wir haben mehr Spaß am Leben und auf Partys, wir fühlen uns attraktiv und begehrenswert und wir sind super-überzeugend. Gehaltsverhandlungen gelingen nun am besten, dem Partner die Sinnhaftigkeit einer neuen Wohnzimmereinrichtung einzureden ebenso. Und wer Firma oder Familie von einem neuen Projekt überzeugen will, sollte es genau jetzt tun!

Das Östrogen beflügelt uns – genau bis zum Eisprung. Dann wuppen wir auf die andere Seite der Rennstrecke. Das Progesteron übernimmt das Regiment – und holt uns zurück auf den Boden. Nach den extrovertierten, fruchtbaren Tagen folgt die häusliche Phase. Wir werden ruhiger, langsam steigt der Appetit und die Stimmung geht runter. Wir sind weniger schlagfertig und kreativ, dafür aber kooperativer. Wir sind *nicht* weniger attraktiv, aber wir fühlen uns so. Wir verkaufen uns schlecht in Besprechungen und werden schnell müde. Dafür sind wir sensibler und mitfühlender. Und je näher wir dem Einsetzen der Menstruation kommen, umso anstrengender wird alles. Welcome Frusttage!

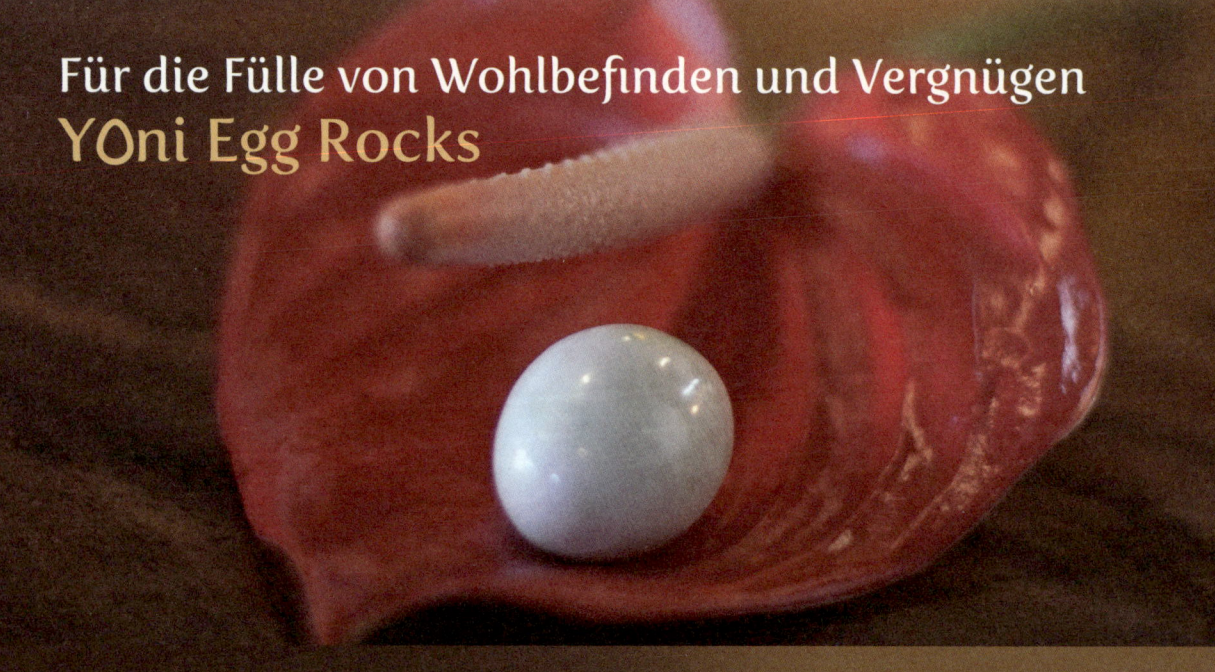

Und danach? Geht alles wieder von vorne los, immer schön im Kreis rum. Betrachtet man den Zyklus nun aber in seiner Gesamtheit – und nicht immer nur reduziert auf eine blutige Woche im Monat –, müssen selbst hartnäckige PMS-Ladies zugeben: Die Bandbreite an Emotionen, Fähigkeiten und Verhaltensweisen, die wir dem Zyklus verdanken, ist phänomenal! Dass uns unsere Hormone in der ersten Zyklushälfte pushen, können wir gezielt einsetzen. Und dass die Hormone uns in Teil Zwei mit verstärkter Schwerkraft am Boden festnageln, ebenso. Unser Zyklus ist nicht zwingend ein Fluch, sondern tatsächlich auch ein Wettbewerbsvorteil!

Allerdings muss man sich seine Zyklus-Rennstrecke schon einmal genau ansehen, um souverän jede Kurve nehmen und jedes Schlagloch umfahren zu können. Und deshalb findet Ihr auf der nächsten Seite eine Landkarte. Zwischen den beiden Polen „Eisprung" und „Menstruation" könnt Ihr Eure höchstpersönlichen Empfindungen und Selbst-Beobachtungen niederschreiben. Was ist positiv an jeder der beiden Zyklushälften? Was fällt Euch jeweils leicht, was nicht? In welcher Hälfte fühlt Ihr Euch wohler und warum? Lernt Eure Hormone kennen – sie sind Eure geheime Kraft!

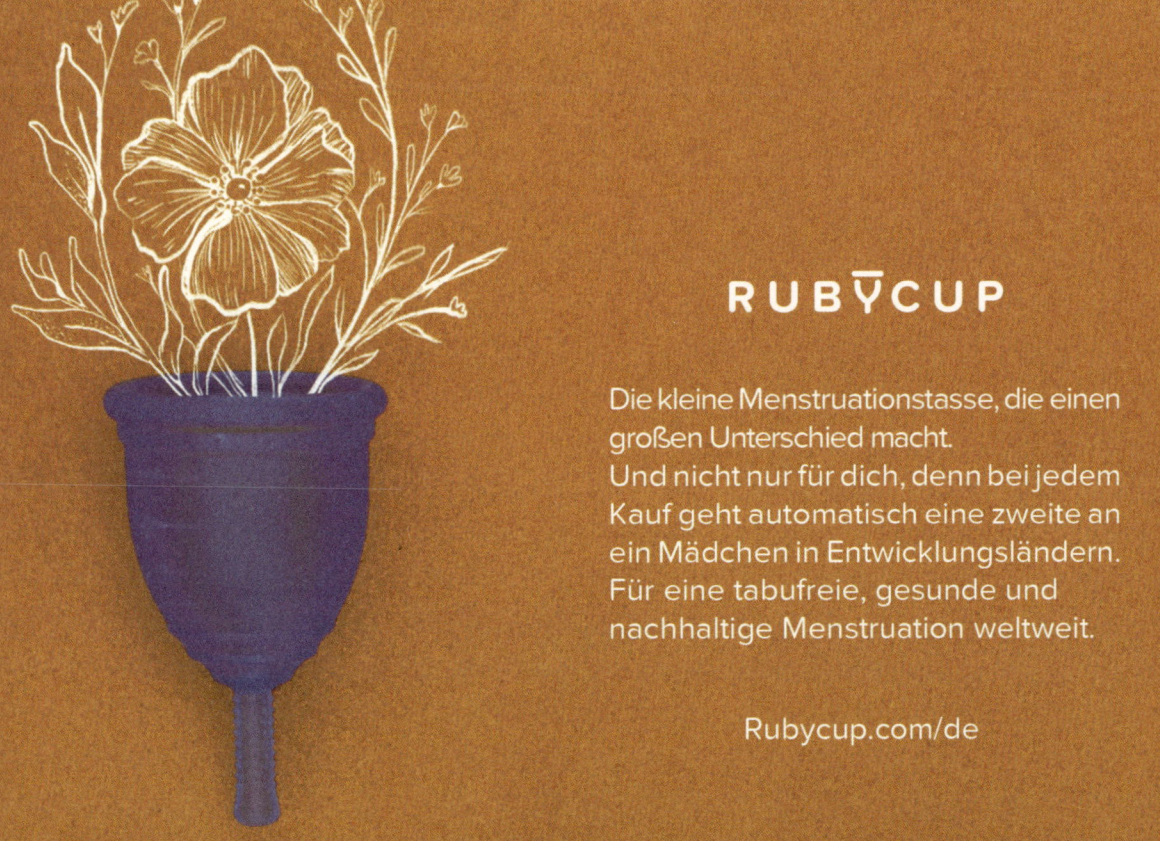

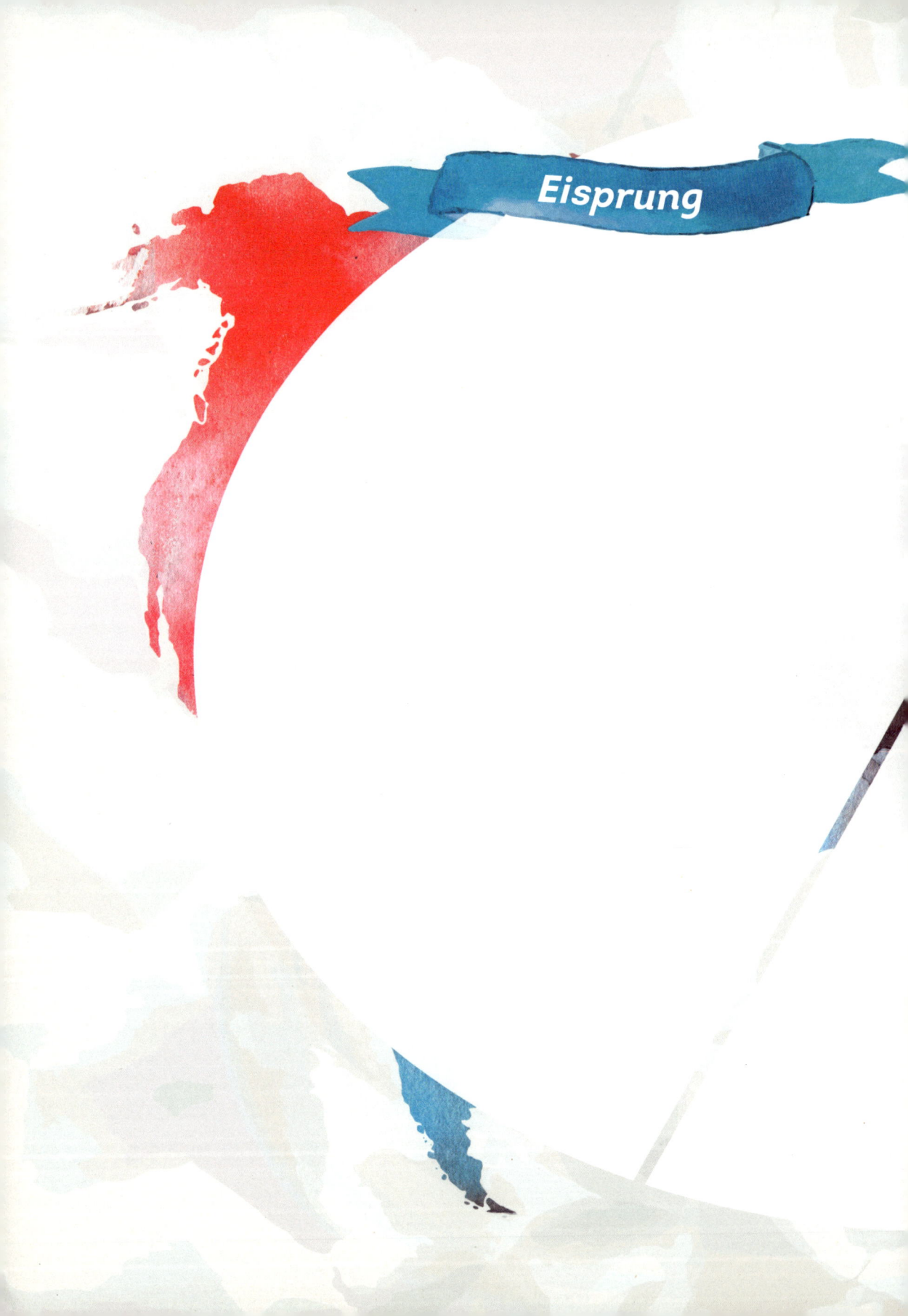

Eisprung

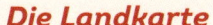

## Die Landkarte

*Die vielfältigen Zyklushormone machen unser Leben verdammt abwechslungsreich! Und sie geben den Takt vor für unsere ganz persönliche Rennstrecke, die wir monatlich abfahren – vom Eisprung (Ovulation) bis zur Blutung (Menstruation). Diese beiden Pole dominieren jeweils eine Zyklushälfte und prägen unser Verhalten und unsere Stimmungen. Auf dieser Seite könnt Ihr Euch nun auf die Spur Eurer Superhormone begeben. Schreibt auf, was positiv und gut an jeder Hälfte ist. In welcher Hälfte fühlt Ihr Euch wohler und warum? Welche Energie trägt Euch durch die jeweilige Phase? Was sind die Möglichkeiten jeder Phase? Wie nehmt Ihr Euch selbst wahr und wie die Umwelt?*

## Menstruation

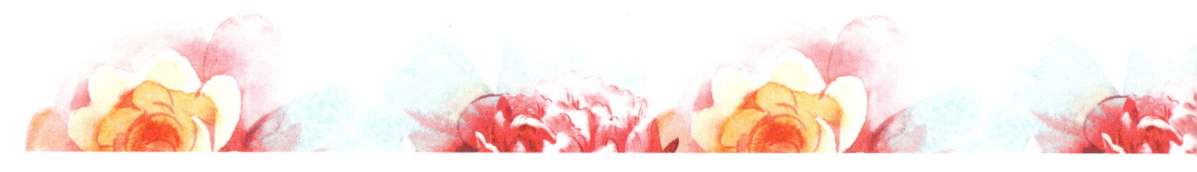

Ups, und plötzlich ist da ein Blutfleck in der Unterhose! Oder war es bei Euch der Pyjama? Egal, wie gut man informiert ist oder darauf vorbereitet wurde: Das erste Mal ist immer ein Schreck. Im besten Fall ein kleiner, im schlimmsten Fall – wie bei einer älteren Freundin von mir – ein riesiger. Sie dachte, ihr letztes Stündlein habe geschlagen. Unsere Gefühle zur Menstruation hängen häufig mit dem „ersten Mal" zusammen. Vor allem, wenn frau einen schlechten Start hatte. Aber natürlich auch, wenn frau zu den Glücklichen zählt, für die ein „Rotes Fest" oder eine „First Moon Party" zum Einstand geschmissen wurde. Wie war Dein erstes Mal?

Wie alt warst Du?

Warst Du vorbereitet?

Wie hast Du die erste Menstruation erlebt?
Als Schock, oder hast Du Dich gefreut?

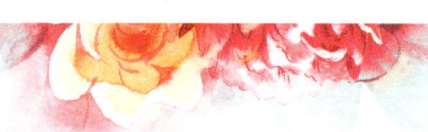
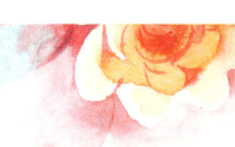

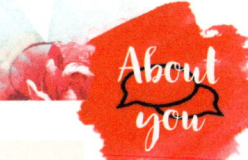

Wem hast Du davon erzählt?

Welche Hygiene-Artikel hast Du verwendet?

Gab es für Dich ein Fest zur 1. Menstruation?

Wie bist Du in der Schule damit umgegangen, z.B. im Turnunterricht oder beim Schwimmen?

Konntest Du die ersten Nächte gut schlafen?

Hattest Du Angst, Deine Kleidung oder Dein Bett vollzubluten?

Hättest Du Dir gewünscht, das erste Mal wäre anders verlaufen?

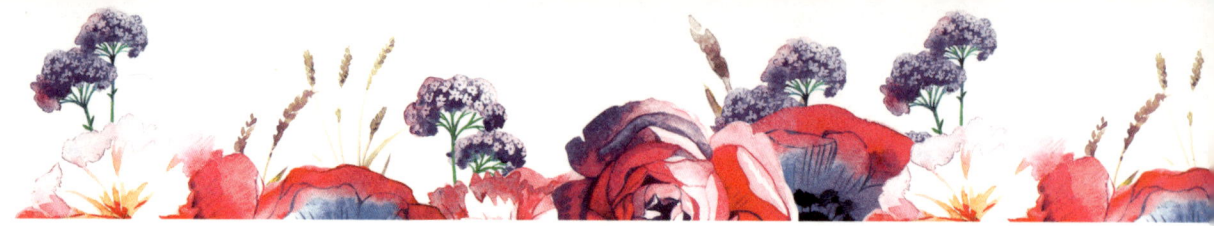

# Die Geschichte meiner Mutter

Die Frauen einer Familie sind durch die Menstruation wie mit einer unsichtbaren Schnur verbunden. Mütter reichen, ob sie es wollen oder nicht, ihr Erleben der Menstruation an die Töchter weiter. So finden sich häufig in der Familiengeschichte von Frauen ähnliche Probleme, ähnliche Frauen-Krankheiten und ähnliche Ansichten zum Thema. Höchste Zeit also, Deine Mama zu interviewen und einmal genau nachzufragen, wie das denn so ist oder war mit ihrer Periode.

Hat sie noch ihre Tage?

Ist/war der Zyklus regelmäßig? Wie lange dauert/e er?

Wie empfindet/empfand sie ihre Periode? Als etwas Schönes, ein lästiges Übel, angenehm, unangenehm?

Kann sie sich an ihre erste Blutung erinnern? Wenn ja, wie hat sie sie erlebt? Und wie ist die Familie damit umgegangen?

Gab es im Zusammenhang mit der Menstruation besondere Ereignisse oder Auffälligkeiten? Entweder körperlich (Krankheiten,...) oder emotional?

Welche Monatshygieneartikel verwendet sie/hat sie verwendet?

Führt/e sie einen Menstruationskalender?

Wie hat sie verhütet?

Wie ist/war ihr Umgang mit der Menstruation nach außen hin?
Hat sie versucht, sich nichts anmerken zu lassen? Hat sie es verheimlicht?
Oder war das ein offen gelebtes Thema in ihrer Familie?

Leidet/litt sie unter PMS? Wenn ja, was genau sind/waren die Probleme?

Wie ist sie mit PMS umgegangen?
War sie deswegen je in ärztlicher Behandlung?

Leidet oder litt sie an einer Frauenkrankheit? Welche?

Wie hat sie die Menstruation ihrer eigenen Mutter erlebt? Hat sie selbst es
gemerkt, wenn ihre Mutter die Tage hatte?

Ist/war sie schon im Wechsel? Wenn ja, wie erlebt/e sie ihn?

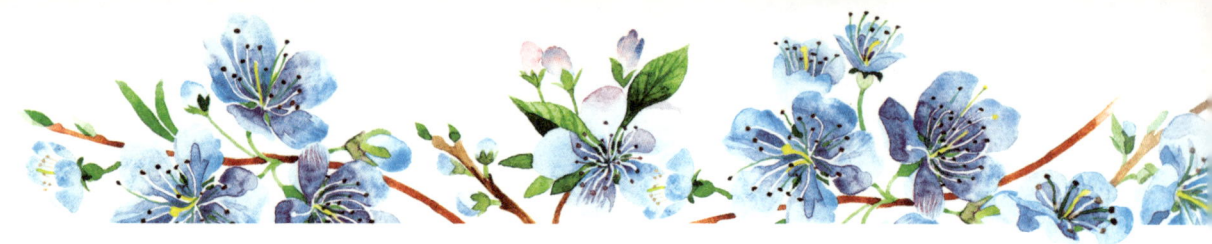

# Interview mit meiner Großmutter

**Wie hat Deine Großmutter ihren Zyklus und ihre Menstruation erlebt? Befasse Dich mit der weiblichen Seite Deiner Familiengeschichte, denn sie hat Dein eigenes Leben beeinflusst, bis hin zum Umgang mit Deiner Regel. Mit den folgenden Interview-Fragen kannst Du ein spannendes Gespräch mit Deiner Großmutter beginnen. Falls Deine Oma schon bei den Ahninnen weilt, befrage eine Tante oder eine andere wichtige Frau aus Deiner Familie.**

Wann begannen bei ihr die Wechseljahre und wie erlebt sie die Menopause?

War ihr Zyklus regelmäßig? Wie lange dauerte er?

Wie empfand sie ihre Periode? Als etwas Schönes, als lästiges Übel, angenehm, unangenehm?

Kann sie sich an ihre erste Blutung erinnern? Wenn ja, wie hat sie sie erlebt? Und wie ist ihre Familie damit umgegangen?

Gab es im Zusammenhang mit der Menstruation besondere Ereignisse oder Auffälligkeiten? Entweder körperlich (Krankheiten,...) oder emotional?

Welche Monatshygieneartikel verwendete sie? Falls sie die Kriegszeit erlebt hat: Musste sie im Krieg wegen Rohstoffmangel auf andere Hygienemethoden ausweichen?

Führte sie einen Menstruationskalender?

Wie hat sie verhütet?

Wie war ihr Umgang mit der Menstruation nach außen hin? Hat sie es verheimlicht? Oder war das ein offen gelebtes Thema in ihrer Familie?

Litt sie unter PMS? Wenn ja, was genau waren die Probleme?

Wie ist sie mit PMS umgegangen? War sie deswegen je in ärztlicher Behandlung?

Wie hat sie die Menstruation ihrer eigenen Mutter erlebt? Hat sie selbst es gemerkt, wenn ihre Mutter die Tage hatte?

Leidet oder litt sie an einer Frauenkrankheit? Welche?

# Datum des 1. Tages der Periode:

........................................................................

Letzte Periode vor .......... Tagen          Dauer der Blutungen: ..... Tage

+ Positive Ereignisse der letzten 4 Wochen    Negative Ereignisse der letzten 4 Wochen −

**Träume.** Notiere hier Träume kurz vor oder während der Blutungen.

**Umgib Dich mit Schönheit.** *Kaufe oder pflücke Dir zur Feier Deiner Menstruation einen Blumenstrauß mit ausschließlich roten Blumen.*

Dear Diary

**PMS:** Wie hast Du die letzten Tage vor Einsetzen der Blutung erlebt? Lies noch mal den Text auf Seite 32, wenn Du die Drachin und die Nörglerin erforschen willst.

- Körperliche Beschwerden

- Die Innere Nörglerin

- Die Drachin

**Bloody Times!** Wie geht es Dir diesmal körperlich und emotional, während Du blutest? Du kannst hier für jeden Tag der Periode ein paar Sätze notieren, aber auch die ganze Periode am Stück, wichtige Ereignisse oder Erkenntnisse niederschreiben.

**Tag 1:**

**Weiter geht's mit Bloody Times!** Notiere an den einzelnen Tagen Positives wie Negatives. Schreibe Stichworte oder lange Texte – ganz wie es Dir gefällt.

**Tag 2:**

**Tag 3:**

**Tag 4:**



**Tag 5 und folgende:**



Was wünscht Du Dir für den nächsten Monat?



**Auszeit genommen:** ⭘ ja ⭘ nein     Wie lange? .........................

verletzlich   wütend   **dynamisch**   antriebslos
niedergeschlagen   traurig   **zurückgezogen**
reizbar   kreativ   melancholisch   aufgedreht
gesellig   harmonisch   gestresst
**überfordert**   liebevoll   in der eigenen Mitte
eins mit der Welt   schwach   Emotions Wolke   **hoffnungslos**
großherzig   depressiv   weinerlich   gefühlvoll
ängstlich   **schusselig**   kälteempfindlich   passiv   unkonzentriert
müde   hungrig   friedlich   aktiv   intuitiv
**energiegeladen**   schlecht gelaunt   schlapp   insichgekehrt
fröhlich   **angespannt**

# Datum des 1. Tages der Periode:

...............................................................

Letzte Periode vor .......... Tagen          Dauer der Blutungen: ..... Tage

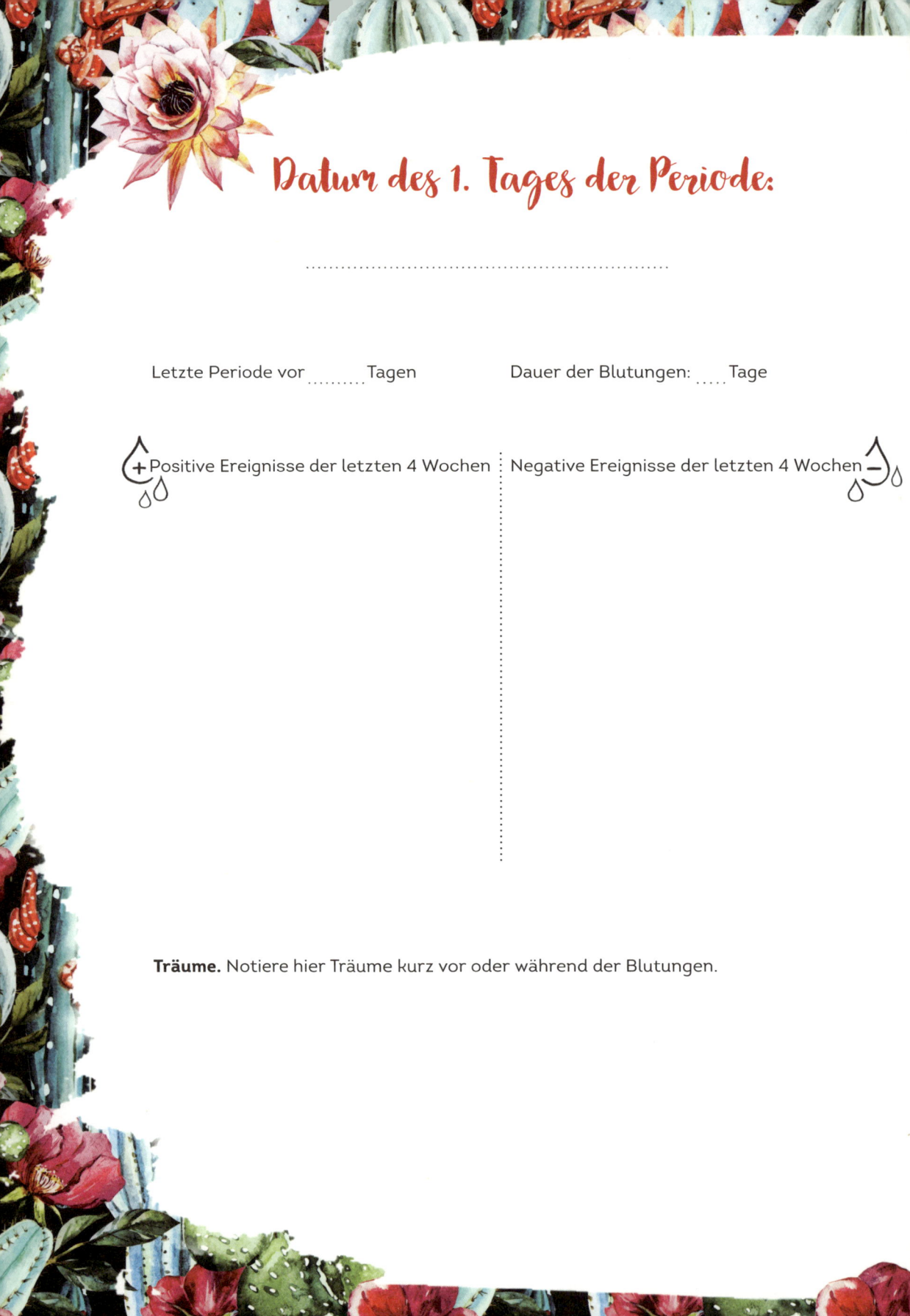

Positive Ereignisse der letzten 4 Wochen | Negative Ereignisse der letzten 4 Wochen

**Träume.** Notiere hier Träume kurz vor oder während der Blutungen.

**Was passiert, wenn ich einen Monat verpasse und nichts ausfülle?**
*Macht nichts, manchmal kommt eben das Leben dazwischen.*
*Nimm den roten Faden wieder auf, sobald es geht.*

*Dear Diary*

**PMS:** Wie hast Du die letzten Tage vor Einsetzen der Blutung erlebt? Lies noch mal den Text auf Seite 32, wenn Du die Drachin und die Nörglerin erforschen willst.

- Körperliche Beschwerden

- Die Innere Nörglerin

- Die Drachin

**Bloody Times!** Wie geht es Dir diesmal körperlich und emotional, während Du blutest? Du kannst hier für jeden Tag der Periode ein paar Sätze notieren, aber auch die ganze Periode am Stück, wichtige Ereignisse oder Erkenntnisse niederschreiben.

**Tag 1:**

**Weiter geht's mit Bloody Times!** Notiere an den einzelnen Tagen Positives wie Negatives. Schreibe Stichworte oder lange Texte – ganz wie es Dir gefällt.

**Tag 2:**

**Tag 3:**

**Tag 4:**

**Tag 5 und folgende:**

Was wünscht Du Dir für den nächsten Monat?

**Auszeit genommen:**  ◯ ja  ◯ nein    Wie lange? ...........................

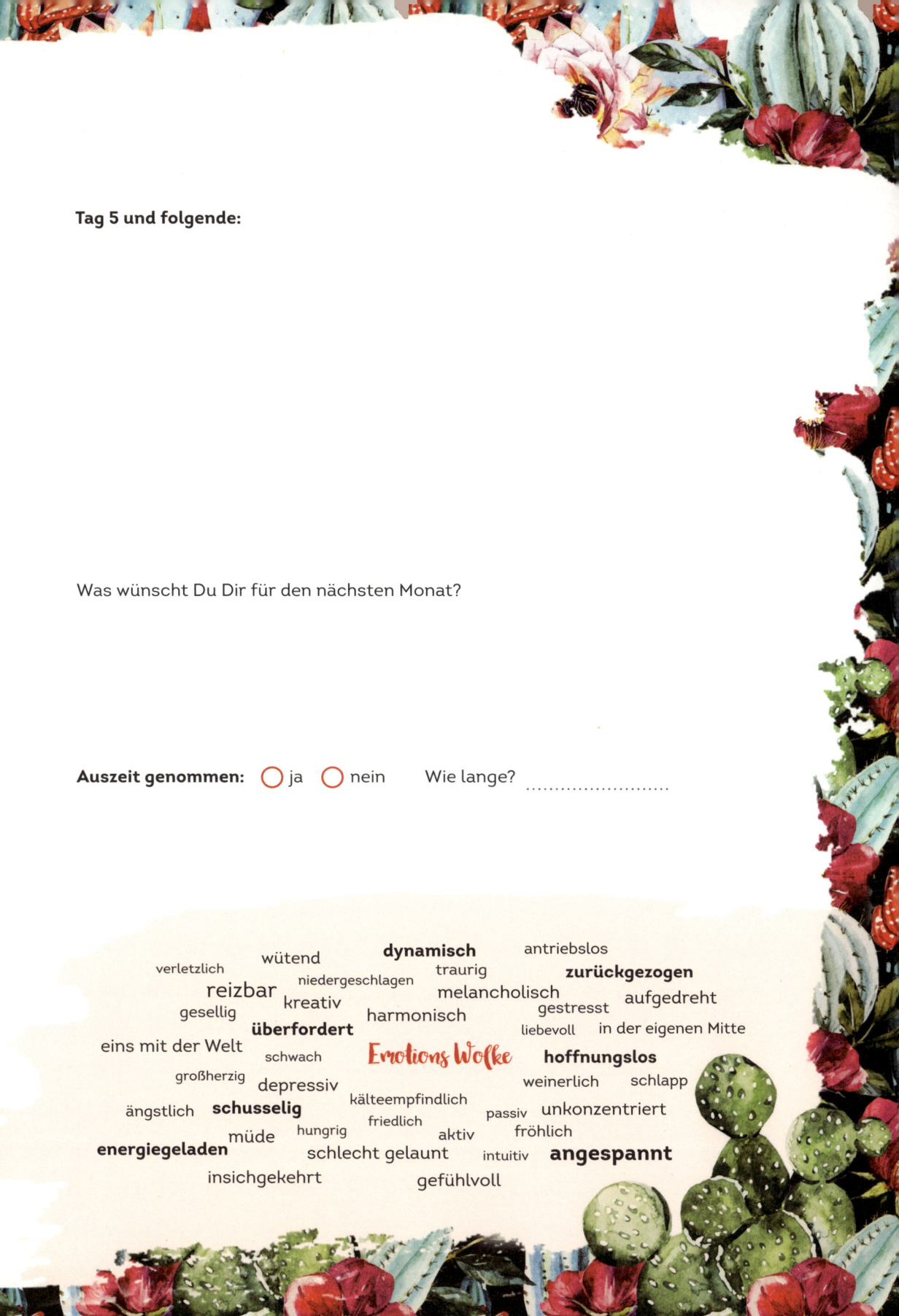

verletzlich
wütend
**dynamisch**
antriebslos
traurig
**zurückgezogen**
niedergeschlagen
reizbar
kreativ
melancholisch
aufgedreht
gesellig
harmonisch
gestresst
**überfordert**
liebevoll
in der eigenen Mitte
eins mit der Welt
schwach
*Emotions Wolke*
**hoffnungslos**
großherzig
depressiv
weinerlich
schlapp
ängstlich
**schusselig**
kälteempfindlich
passiv
**unkonzentriert**
friedlich
fröhlich
**energiegeladen**
müde
hungrig
aktiv
schlecht gelaunt
intuitiv
**angespannt**
insichgekehrt
gefühlvoll

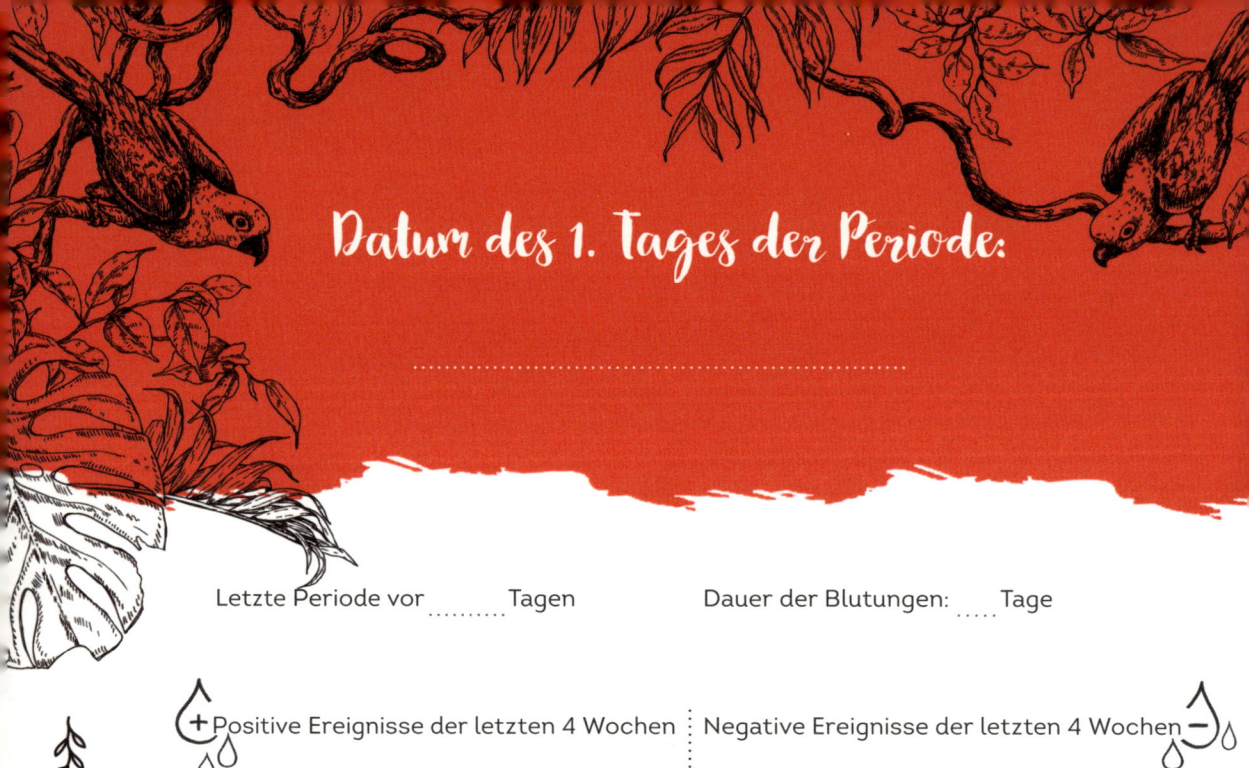

# Datum des 1. Tages der Periode:

.............................................................................

Letzte Periode vor .......... Tagen          Dauer der Blutungen: ..... Tage

Positive Ereignisse der letzten 4 Wochen | Negative Ereignisse der letzten 4 Wochen

**Träume.** Notiere hier Träume kurz vor oder während der Blutungen.

**PMS:** Wie hast Du die letzten Tage vor Einsetzen der Blutung erlebt? Lies noch mal den Text auf Seite 32, wenn Du die Drachin und die Nörglerin erforschen willst.

● Körperliche Beschwerden

● Die Innere Nörglerin

● Die Drachin

**Bloody Times!** Wie geht es Dir diesmal körperlich und emotional, während Du blutest? Du kannst hier für jeden Tag der Periode ein paar Sätze notieren, aber auch die ganze Periode am Stück, wichtige Ereignisse oder Erkenntnisse niederschreiben.

**Tag 1:**

**Weiter geht's mit Bloody Times!** Notiere an den einzelnen Tagen Positives wie Negatives. Schreibe Stichworte oder lange Texte – ganz wie es Dir gefällt.

**Tag 2:**

**Tag 3:**

**Tag 4:**

**Tag 5 und folgende:**

Was wünscht Du Dir für den nächsten Monat?

**Auszeit genommen:**  ◯ ja  ◯ nein    Wie lange? ........................

verletzlich   niedergeschlagen   **dynamisch**   **zurückgezogen**   gesellig
insichgekehrt   reizbar   kreativ   liebevoll   melancholisch   aufgedreht   friedlich
antriebslos   **überfordert**   harmonisch   gestresst   in der eigenen Mitte
traurig   wütend
eins mit der Welt   schwach   *Emotions Wolke*   **hoffnungslos**
ängstlich   großherzig   depressiv   kälteempfindlich   weinerlich   gefühlvoll
müde   **schusselig**   passiv   unkonzentriert
aktiv
hungrig   **energiegeladen**   fröhlich
schlecht gelaunt   intuitiv
schlapp   **angespannt**

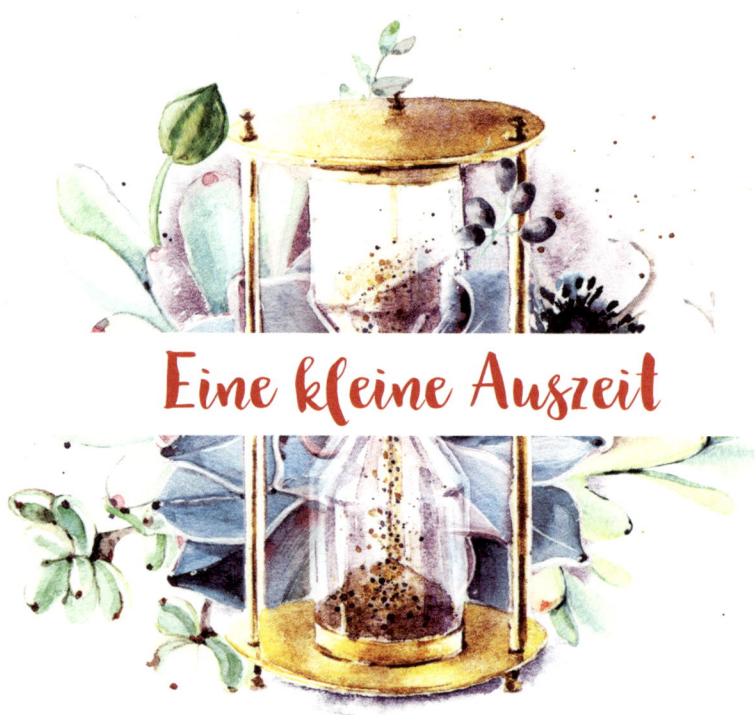

# Eine kleine Auszeit

**Jeden Monat das Gleiche: Blut fließt, und das Leben wird anstrengend. Vor allem, wenn wir versuchen, so zu funktionieren wie immer. Egal wie sehr Stress, Job, Familie, Alltag und Partner während unserer Tage an uns ziehen und zerren, wir halten durch. Fragt sich nur, wofür? Denn eine kleine Pause, ein Aussteigen auf Zeit, würde uns viel glücklicher machen. Und gesünder.**

Wenn man es genau nimmt, ist der Zyklus – und vor allem die monatliche Blutung – unser vorinstalliertes High-Tech-Radarsystem. Mit unglaublicher Präzision nimmt diese innere Alarmanlage unseren Stress wahr. Egal ob wir zu viel arbeiten oder uns zu viel aufbürden, ohne es zu merken; egal ob wir ein Problem mit dem/der PartnerIn oder Unstimmigkeiten in der Familie haben; egal ob wir schon viel zu lange in einer Situation verharren, die uns nicht gut tut oder ob wir ein Problem mit uns herumtragen, das an uns nagt: Der Zyklus reagiert darauf. Wird unregelmäßig oder ändert seinen Rhythmus, schickt uns Schmerzen, Zwischenblutungen und PMS. Manchmal stupst der Zyklus uns nur zart an, um uns auf etwas hinzuweisen. Manchmal brüllt er unüberhörbar. Ohnmachtsanfälle und Kreislaufzusammenbrüche während der Blutungen etwa gehören da schon in die Kategorie *deutliche Sprache*. „Menstruelle Blutungen, vor allem außerplanmäßige, sind immer eine Botschaft und vermitteln wichtige Einsichten!", schreibt die berühmte amerikanische Frauenärztin Christiane Northrup in ihrem Buch „Frauenkörper, Frauenweisheit". Das sind Einsichten in unser Innenleben, unseren emotionalen Zustand, unseren Energiehaushalt. Ja, unser Blut hat uns viel zu sagen. Und unser eingebautes Radarsystem warnt uns zuverlässig bei Problemen, es will uns immer (!) helfen – wir müssen nur hinhören. Aber genau das ist in unserer lauten, schnellen Zeit verdammt schwierig geworden.

Was also tun? Das Zauberwort heißt: Stille. Und Auszeit.

Für manche mag das Folgende jetzt unmöglich oder gar utopisch klingen, aber ich schreibe es einfach mal hin: Nehmt Euch, sobald die Menstruation beginnt, eine Auszeit! Kümmert Euch für eine genau definierte Zeit nicht um Kinder, Beziehungen, Jobs, Eltern oder Chefs. Stellt Euch – und nur Euch allein – in den Mittelpunkt Eurer Welt. Schaltet das Handy aus (wichtig!), fahrt den Computer herunter und dreht unter keinen Umständen den Fernseher an. Zieht Euch in einen Raum zurück, in dem Ihr allein seid und Euch wohlfühlt. Ruhe, Rückzug und kurzzeitiges Aussteigen aus dem Alltag sind Geheimwaffen, die in unserem zyklischen Leben einen ungeheuren Schub ins Positive bewirken können.

Da unser Lebensstil und die Anforderungen des 21. Jahrhunderts mit Ruhe und Rückzug aber leider so gar nicht zusammenpassen, muss die Auszeit geplant werden. Und zwar wirklich. Sprich: rechtzeitig in den Kalender eintragen, Babysitter

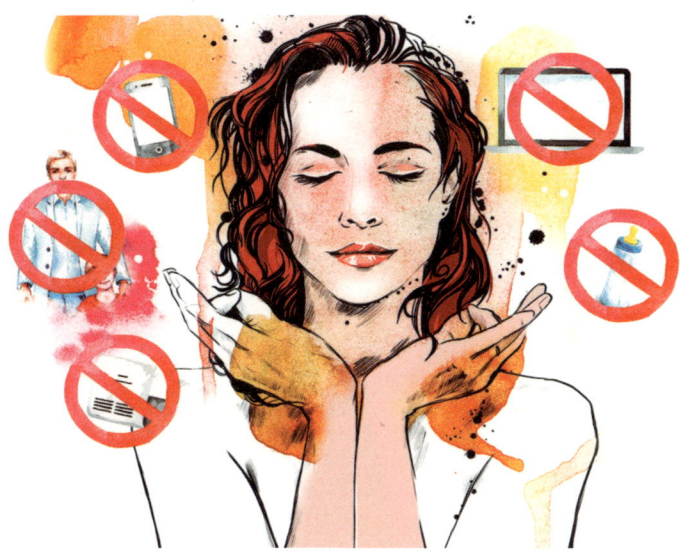

oder Großeltern aktivieren, PartnerIn vorwarnen und Tiere füttern. Da ich selbst die Weltmeisterin im „Hab- keine-Zeit-vielleicht-nächstes-Mal" bin, weiß ich, dass mit Planung der Ausstieg auf Zeit tatsächlich funktioniert. Die Länge der Auszeit ist natürlich variabel und persönlich anpassbar. Drei Stunden sind schon eine sehr gute Zeit, auch eine einzelne Stunde bringt uns weiter, ein ganzer Nachmittag (falls der Beginn der Periode auf ein Wochenende fällt) ist quasi schon Luxus. Und all jene, die jetzt Schweißausbrüche bei der Vorstellung bekommen, sich aus dem normalen Leben auszuklinken, können ruhig mal mit 30 Minuten beginnen. Wichtig ist nur, dass die Auszeit bewusst genommen und genossen wird. Erfahrungsgemäß steigt die Länge der stillen Pause sowieso, sobald frau sie ein- oder zweimal erlebt hat.

### Pausieren mit Stil

In der äußeren Stille (kein Telefon, keine Musik, kein TV, keine Nachrichten, keine anderen Menschen) können wir auch innerlich still werden. Egal, ob man sich dann hinlegt, sich mit einer warmen Decke in einen Stuhl kuschelt oder in die Luft starrt: NICHTS TUN ist angesagt. Ausruhen, entspannen, loslassen, die ständig kreisenden Gedanken stoppen und aus dem Alltag aussteigen. Superwoman hat heute frei. Während dieser *einen* Pause im Monat werden keine Probleme gewälzt und wir sind für nichts und niemanden in der Welt verantwortlich. Nur für uns.

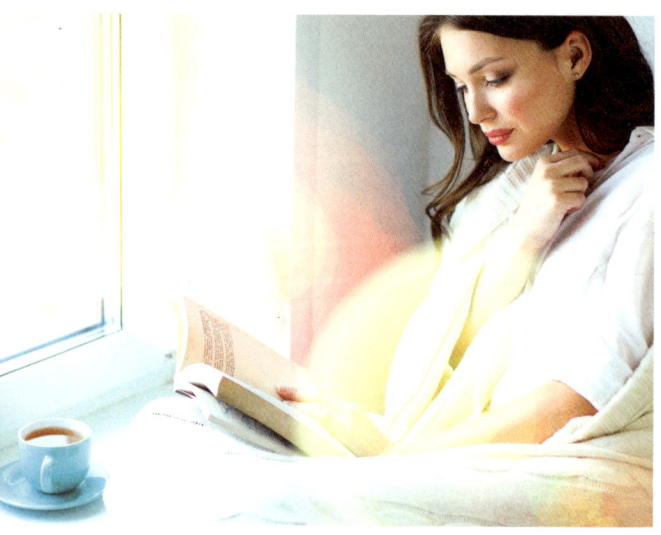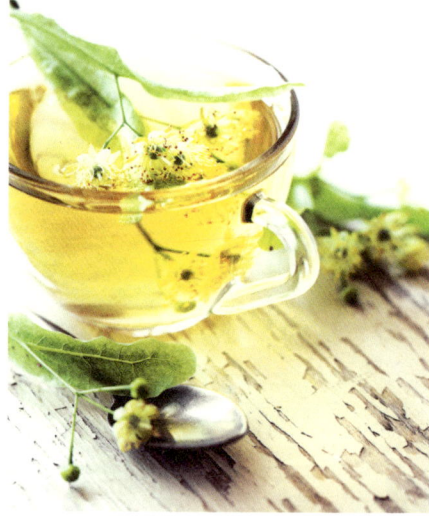

Macht es Euch in Eurer Auszeit so angenehm wie möglich. Und das heiß auch: Gönnt Euch ein bisschen Luxus. Kauft oder strickt Euch eine besonders schöne Kuscheldecke, in die Ihr Euch einwickeln könnt. Besorgt im schönsten Teeladen der Stadt einen ganz besonderen Tee, den Ihr Euch nur zu diesem besonderen Anlass gönnt. Und nein, das soll kein Frauentee gegen Regelschmerzen sein! Schon eher ein von Hand gepflückter weißer Tee aus einem kleinen, exklusiven Teegarten wie den ehemals kaiserlichen Gärten in China. Trinkt ihn aus der schönsten Tasse, die in Eurem Schrank steht. Oder belohnt Euch mit etwas Süßem, das Ihr Euch sonst kalorien- und gesundheitsmäßig verkneift. Mich führt der Weg meist in Wiens schönste k.u.k Konditorei, den Demel. Die wahrhaft sündige Schokocremetorte „Döry" dort ist bestens Auszeit-geeignet, kann ich Euch versichern. Und da ich viele Jahre meine Auszeit auf einem weißen Sofa mit einem weißen Plaid verbrachte, gab's häufig hübsche, schokoladige Luxusflecken ;-) Macht Euch die Auszeit schön, feiert sie mit Stil, gönnt Euch etwas und kümmert Euch nur um Euch selbst! Ihr habt es verdient! Wir alle haben es uns verdient!

Da zu Beginn der Periode das Bluten, das Abstoßen der alten Zellen und die Neubildung unseres Blutes für den Körper nicht unanstrengend sind, genießt er die Pause meist dankbar. Und wir wechseln durch diese Auszeit, dem Körper liebevoll Achtsamkeit schenkend, von der Zone des Alltags in unser Reich der Menstruation. Wir können uns dabei vorstellen, wie wir den Rhythmus des Körpers spüren und uns in unser zyklisches Leben hineinfallen lassen. Schließlich leben wir wie der Mond ein ständiges, rhythmisches Zu- und Abnehmen, ein fruchtbares Heranwachsen und anschließendes Verschwinden. Und wie die Gezeiten der Ozeane erleben wir mit unserem Körper Ebbe und Flut. Indigene Völker verstehen diese sichtbaren, biologischen Änderungen des weiblichen Menstruationszyklus, den steten Wandel, als mächtigen Pfad zu innerem Wachstum und Transformation.

Wir müssen uns in unserer stillen Pause zwar nicht gleich wie der Mond fühlen, aber wir können zumindest einmal im Monat unsere zyklische Natur bewusst wahrnehmen. Können aussteigen aus dem (derzeit) vorherrschenden linearen Weltbild, dem ständigen „schneller, höher, besser", dem Glauben an ununterbrochenes Wachstum bis in alle Ewigkeit. Denn wir wissen aus dem Urgrund unseres Körpers, dass sich die Welt und das Leben immer nur auf eine einzige Art und Weise bewegen: in Kreisen und Zyklen. In einer immerwährenden Abfolge von Wachsen und Sterben, von Gedeihen und Loslassen. Während unserer Periode

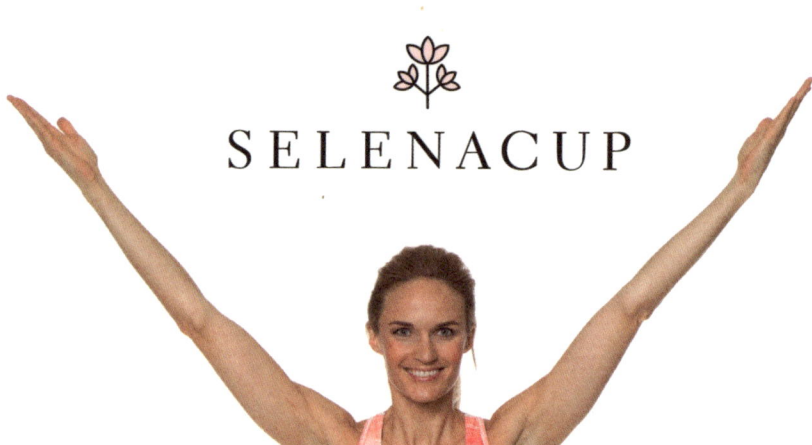

# SELENACUP

## „So geht Monatsschutz heute!"

Patricia Kaiser
(TV-Moderatorin und Fitnesscoach)

SELENACUP ist der neue Trend im Bereich Monatshygiene und die hygienische und ökologische Alternative zu Tampons und Binden. Ein becherartiges Gefäß aus medizinischem Silikon wird während der Menstruation in die Scheide eingeführt und fängt dort die Menstruationsflüssigkeit auf. Wenn es voll ist, wird es einfach entleert, ausgespült und wieder eingesetzt.

SELENACUP sieht man nicht, spürt man nicht und ist bei ordnungsgemäßer Pflege jahrelang verwendbar. Die perfekte Lösung für die moderne und umweltbewusste Frau. Probieren Sie es selbst!

- bis zu 12 Stunden sicherer Schutz

- einfach in der Anwendung

- antiallergen, latex- und parfümfrei

- bewahrt und schützt die Scheidenflora

- ideal beim Sport und unterwegs

- aus hochwertigstem, medizinischen Silikon

- Österreichisches Qualitätsprodukt

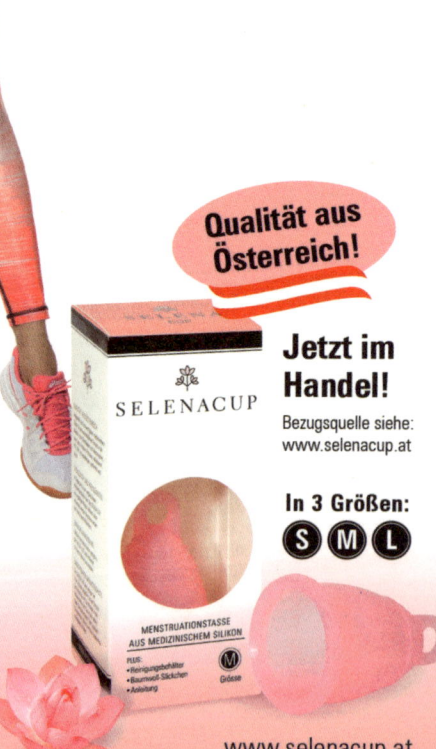

Qualität aus Österreich!

**Jetzt im Handel!**
Bezugsquelle siehe:
www.selenacup.at

In 3 Größen:
**S** **M** **L**

www.selenacup.at

ist der Körper auf Loslassen eingestellt und das gestaltet sich, wie wir alle wissen, immer etwas anstrengender als das Gedeihen und Sprießen. Gönnen wir uns also eine kleine Verschnaufpause, derweilen aus der Gebärmutter Blut, Zellen und ein Ei abtransportiert werden. Unser cleverer Körper nützt diese Gelegenheit jeden Monat, um damit gleich auch noch toxische (also giftige) Stoffe aus dem Körper auszuschwemmen. (Wir haben also, anders als Männer, einen fix eingebauten Jungbrunnen!) Unser gesamtes Energiesystem ist auf Loslösen und Reinigung eingestellt, und so ist es nicht weiter verwunderlich, dass dies auch die emotionale Ebene betrifft. Kurz vor und während der Menstruation bekommen wir deutlicher als im Rest des Monats vorgeführt, was in unserem Leben nicht passt und was wir loslassen sollen.

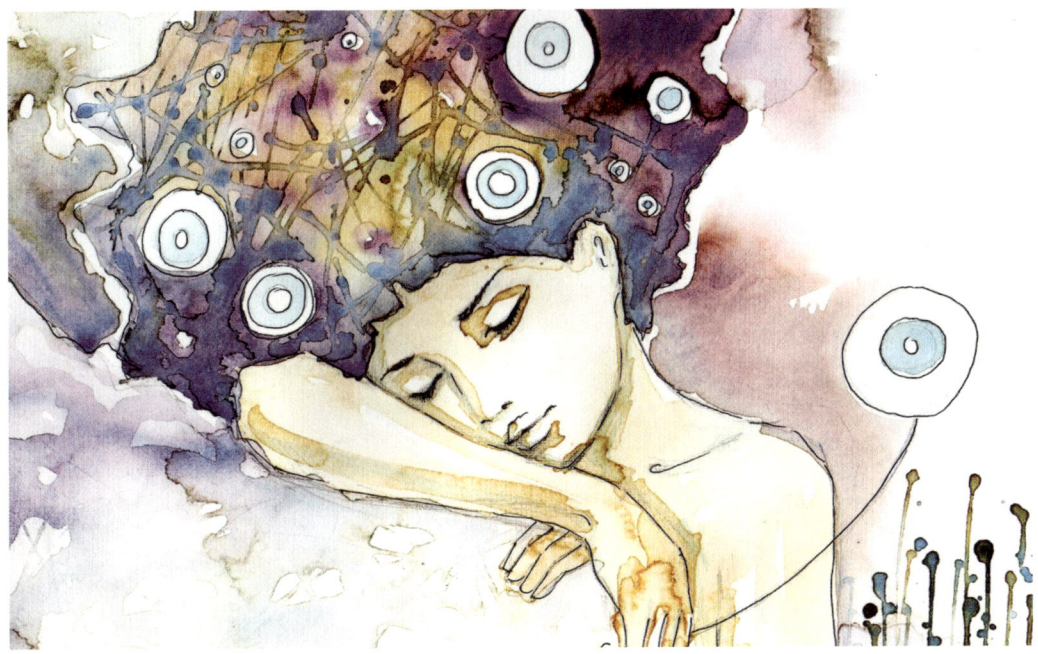

Aber wie gesagt: In unserer Auszeit lösen wir keine Probleme! Zumindest nicht aktiv. Wir ruhen, und kümmern uns um nichts. Wer das Nichtstun nicht aushält – kein Wunder, das wird uns in unserer Gesellschaft ja auch mit aller Gewalt ausgetrieben –, kann die Phantasiereise weiter hinten im Buch unternehmen. Das entspannt zusätzlich, bringt uns noch weiter weg vom Alltag(sstress) und beschenkt uns möglicherweise mit neuen Erkenntnissen. Oder frau verlegt sich auf

Tagträume. Erinnert Ihr Euch noch, wie wunderbar das als Kind war? Einfach vor sich hin träumen, ohne Absicht und Ziel – auch diesen „Schatz" kann man sich in der Auszeit wieder aneignen. Da verwandelt sich die kleine Pause dann zur höchstpersönlichen Traumzeit.

### *Eine kleine Weile ohne Eile*

Wichtig an der Auszeit ist, dass wir liebevoll und sanft mit uns selbst umgehen! Selbstvorwürfe und Strenge haben hier nichts zu suchen. Großzügigkeit uns selbst gegenüber, Sanftmut, Milde, Geduld und Mitgefühl sind angesagt. Seid also nicht böse auf Euch selbst, wenn Ihr in der Stille der Pause dann trotzdem wieder über das Schulproblem Eurer Tochter nachdenkt. Habt Mitgefühl mit Eurem Bauch, in dem es gerade zieht und zerrt. Und verurteilt Euch nicht selbst, weil Ihr vielleicht vom Leben gerade überfordert seid. Verdammt, es ist ja auch manchmal wirklich anstrengend, eine Frau zu sein!

Stillstand, Ruhe, Atempause, Schonzeit – der Kurzurlaub in unserer Menstrua-

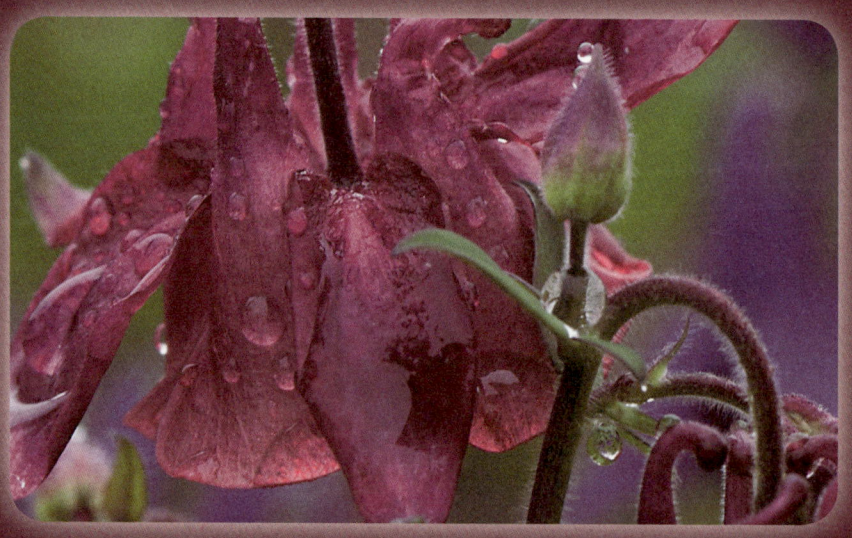

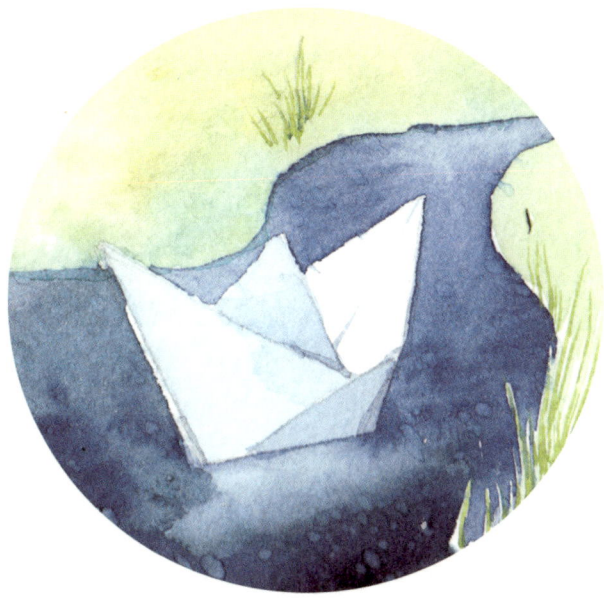

tionswelt tut nicht nur dem Körper gut. Wir lernen auch wieder, jeden Monat ein Stückchen mehr, uns mit Achtsamkeit um uns selbst zu kümmern. Vielleicht entsteht aus der monatlichen, kleinen Pause ja eine ganz neue Weltsicht. Die Erkenntnis etwa, dass „Nein" sagen die Welt nicht zum Einsturz bringt. Oder die Erkenntnis, dass der liebevolle Umgang mit sich selbst eine enorme, positive Kraft freisetzt.

Einen anderen Effekt des „Nichtstuns" kennen vor allem Kreative gut. Künstlerinnen, Autorinnen, Grafikerinnen – sie alle wissen, dass die besten Ideen meist aus der Ruhe, dem Stillsein und der Untätigkeit kommen. Wie unabsichtlich steigen in der Stille oft Eingebungen und Lösungen herauf in unser Bewusstsein. Die Idee zu diesem Buch entstand vor Jahren während einer Auszeit auf meinem kuscheligen Sofa in Berlin. Und nicht selten erkennen wir genau in der stillen Pause, was die Innere Nörglerin oder die Drachin uns sagen wollen.

Wir sind es gewöhnt, die Periode als lästiges Übel zu betrachten. Als kraftraubende, manchmal sogar schmerzhafte Unterbrechung unseres durchgetakteten, durchgestylten Lebens. Was aber, wenn das Gegenteil die Wahrheit ist? Verschiebt man den Blickwinkel auf das Ungemach nur um ein paar Grad, entpuppt sich der Zyklus als angeborenes Feedback-System und die Menstruation als eingebautes Entstressungs-Programm. Einmal im Monat bremst der weibliche Körper das Leben auf einen deutlich langsameren Takt herunter. Geben wir diesem Impuls nach, tut sich eine Quelle der Selbststärkung und Erkenntnis auf.

## Ein heißes Eisen

Mittlerweile wird die Auszeit international diskutiert, ja sogar Regierungen beschäftigen sich schon damit. Ende 2014 forderte der britische Gynäkologie-Professor Gedis Grudzinskas drei bezahlte Tage Menstruationsurlaub pro Monat für Frauen. Gegenüber der *Daily Mail* erklärte er seine Idee so: „Wenn Sie sich elend fühlen, arbeiten Sie auch schlechter. Arbeitgeber sollten sich das bewusst machen." Er stellte seine Idee am Cambridge Festival of Ideas vor – wir wundern uns jetzt nicht wirklich, dass die Reaktionen auf seinen Vorschlag mehr als zurückhaltend waren. Unter dem Hashtag **#Menstruationsurlaub** wurde auf Twitter dennoch darüber diskutiert. 2017 begann dann in Italien als erstem europäischen Land auf parlamentarischer Ebene die Diskussion über gesetzlich geregelten „Perioden-Urlaub", bis jetzt ist er am heftigen Widerstand von Männern *und* Frauen gescheitert. Wer will schon seinen Zyklus mit dem Chef besprechen? Oder beim Vorstellungsgespräch auf heftige PMS-Probleme hinweisen? Eben.

> **Männer würden damit angeben,
> wer am längsten
> und am meisten blutet.**
>
> **Gloria Steinem**

Beim Thema Job und Menstruation gerät man sofort zwischen alle Fronten, und komplizierterweise haben alle Seiten recht! Einerseits sind wir während der Periode ja tatsächlich oft nicht so leistungsfähig wie zu „normalen" Zeiten. Auch wenn uns die Werbung regelmäßig einreden will, dass „unsere Tage" (mit den richtigen Produkten natürlich) „wie alle Tage sind": Es stimmt schlicht und einfach nicht. Wir sind schneller müde, nicht so schlagfertig, nicht so kreativ und schnell mal genervt. Wenn dann noch Schmerzen dazukommen, wird's sowieso kompliziert. Andererseits wäre es aber eine regelrechte Katastrophe, mit dem Argument der Menstruation Frauen wieder zum schwachen Geschlecht zu degradieren und noch mehr als bisher aus dem Arbeitsmarkt oder höheren Job-Positionen zu drängen!

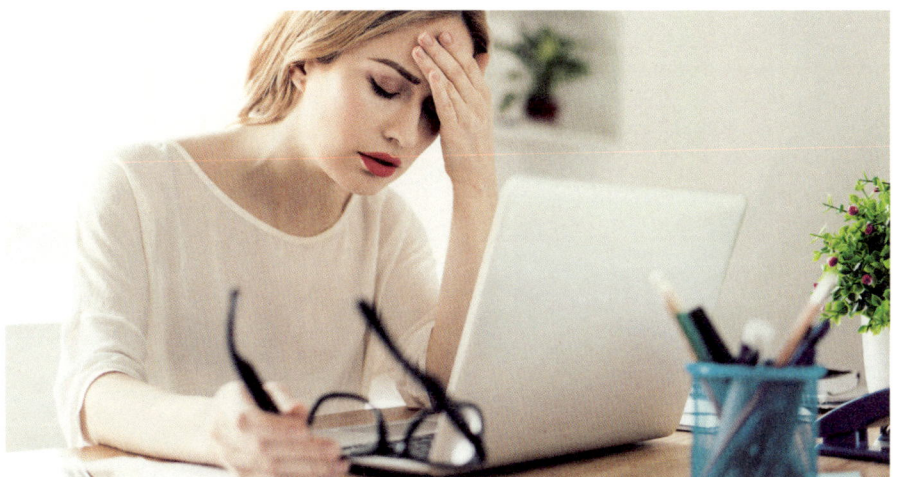

Die vermeintliche Schwäche der Frauen während der Periode ist ein heißes Eisen. Und so wie es aussieht, wird es dafür noch länger keine adäquate, den Zyklus der Frauen wertschätzende Lösung geben. Vor allem, da gerade die Menstruation immer wieder benutzt wird, um Frauen auszugrenzen. Würden Männer jeden Monat bluten, würde das sicher ganz anders aussehen. Gloria Steinem, die vielfach ausgezeichnete amerikanische Journalistin und Feministin wusste das schon vor 40 Jahren. In einem wunderbar witzigen und leider sehr wahren Text schrieb sie, was passieren würde, wenn Männer menstruieren könnten: *If Men Could Menstruate.* Da würde die Periode zu einem echten Männer-Event, das Frauen sowieso nicht aushalten würden, da sie beim Anblick von Blut in Ohnmacht fallen. Männer würden damit angeben, wer am längsten und am meisten blutet. Zur Feier ihrer ersten Periode bekämen Jungs eine riesige Party mit Geschenken und Festessen. Binden wären gratis und würden vom Staat bezahlt, schließlich blutet ja die Hälfte der Menschheit. Und um den monatlichen Ausfall von Arbeit möglichst zu verhindern, würden sich ganze Horden von Wissenschaftlern der Erforschung von Unterleibskrämpfen widmen. Heutzutage würde wahrscheinlich noch ein stolzes Status-Update auf Facebook dazukommen: „bloody".

Nun, bis auch wir Frauen so weit sind, wird es wohl noch ein Weilchen dauern. Wenn aber jede von uns achtsam für sich selbst sorgt – und sich regelmäßig eine Auszeit nimmt, weil ihr Körper und ihr Geist das brauchen – dann stärkt das uns selbst als Person und die Frauen ganz allgemein ebenso. Schließlich sind wir alle Blutsschwestern!

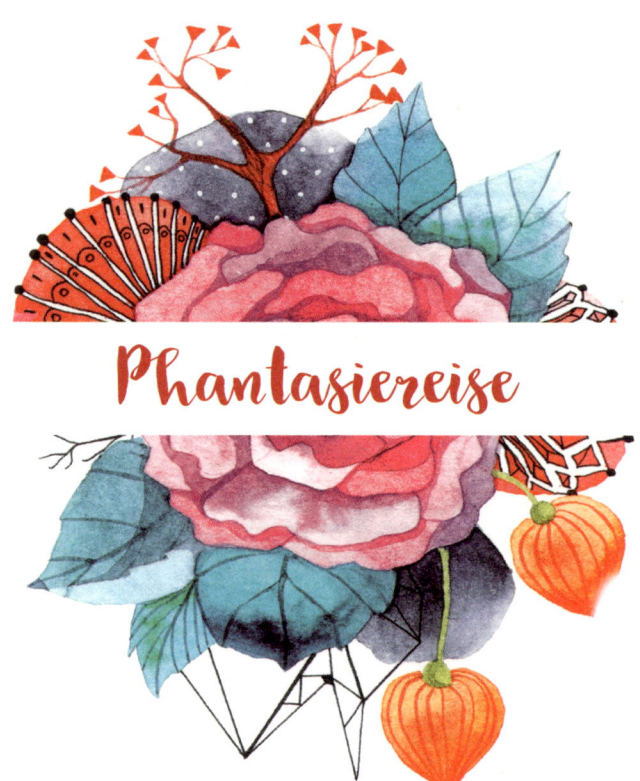

# Phantasiereise

**Eine Reise ins Land der roten Träume**

Phantasiereisen sind gelenkte Tagträume und wunderbar entspannend. Man träumt quasi im Wachzustand, geht in eine leichte Trance und genießt einen Ausflug in die wunderbare Welt des Ich – in unserem Fall in die magische Welt der Menstruation. Bilder, Gefühle, Symbole und Gedanken werden dabei angeregt, und Themen können bearbeitet werden.

Als Vorbereitung schafft man sich eine angenehme, absolut stille Atmosphäre. Handys und Telefone werden ausgeschaltet. Am besten legt man sich in lockerer (!) Kleidung ohne Schuhe auf eine weiche Matte oder ein Bett und deckt sich mit einer Decke zu. Die Augen werden geschlossen und man atmet ein paar Mal tief durch. Wohin Du reist und was Du dort machen kannst, findest Du in der folgenden Anleitung. Beginne die Reise in jedem Fall mit einer Entspannungsübung: Atme tief und ruhig in jeden Körperteil, bis Du das Gefühl hast, der Atem geht überall leicht durch. Beginne bei den Füßen, gehe über die Beine in den Unterleib, die Vagina, die Gebärmutter und alle Organe, hoch über das Herz und die Brust zu den Schultern, atme anschließend in den Rücken, die Wirbelsäule und den Nacken und ende schließlich am Kopf. Wenn Du das Gefühl hast, dass Dein Körper leicht und ruhig geworden ist, wechsle in den Tranceraum. Und vergiss nicht: Dort bestimmst nur Du – wenn in Deiner Trance etwas oder jemand auftaucht, den Du nicht magst, wirf ihn oder es hinaus.

Jede hat ihren eigenen Weg in dieses Land der Träume. Manche öffnen eine Türe, manche steigen über eine kleine Leiter hinauf oder lassen sich sanft wie auf Wolken hineinfallen. Wie immer Du hingelangst, Du landest in einer wunderschönen Landschaft mit einer weitläufigen Grünfläche im Vordergrund. Betrachte die Wiese ganz genau. Sieht sie mehr aus wie ein romantischer englischer Schlosspark in Cornwall oder wie eine wilde Blumenwiese? Du selbst gestaltest diese Landschaft, also forme sie so, wie Du sie willst und brauchst. Sie muss Dein Herz erfreuen und Dich innerlich lächeln lassen. Durch die Wiese, wir nennen sie Menstruationswiese, führt ein Weg zu einem markanten, großen Baum. Er steht alleine und sein mächtiger Umfang lässt auf ein beachtliches Alter schließen. Interessant ist seine Form, denn einige Meter über dem Boden teilt sich der Baum in zwei Hauptstränge – sie wirken wie Deine zwei Eileiter und ragen kräftig und gesund in die Höhe. Der Baum mit seinem breiten Blätterdach wirkt sehr beschützend und verstärkt noch das Gefühl der Sicherheit, das Dir Dein Land vermittelt. Hier bestimmst ausschließlich Du, hier haben nur Du und Dir wohlgesonnene Wesen Zutritt, niemand stört und Dir kann nichts passieren.

Wenn Du Dich dem Baum näherst, erkennst Du, dass er sich in einem kleinen Teich spiegelt. Bis knapp an die großen Wurzeln reicht das Wasser, und an einer Stelle kannst Du bequem hineinsteigen. Führt eine Leiter wie in einem Schwimmbad ins Wasser? Oder gibt es eine hübsche, flache Stelle am Ufer? Der Teich existiert nur für Dich. Wenn du Dich abkühlen möchtest, ist das Wasser für Dich frisch und klar. Wenn Du aber Schmerzen hast oder verspannt bist, wirst du feststellen, dass der Teich mit warmem

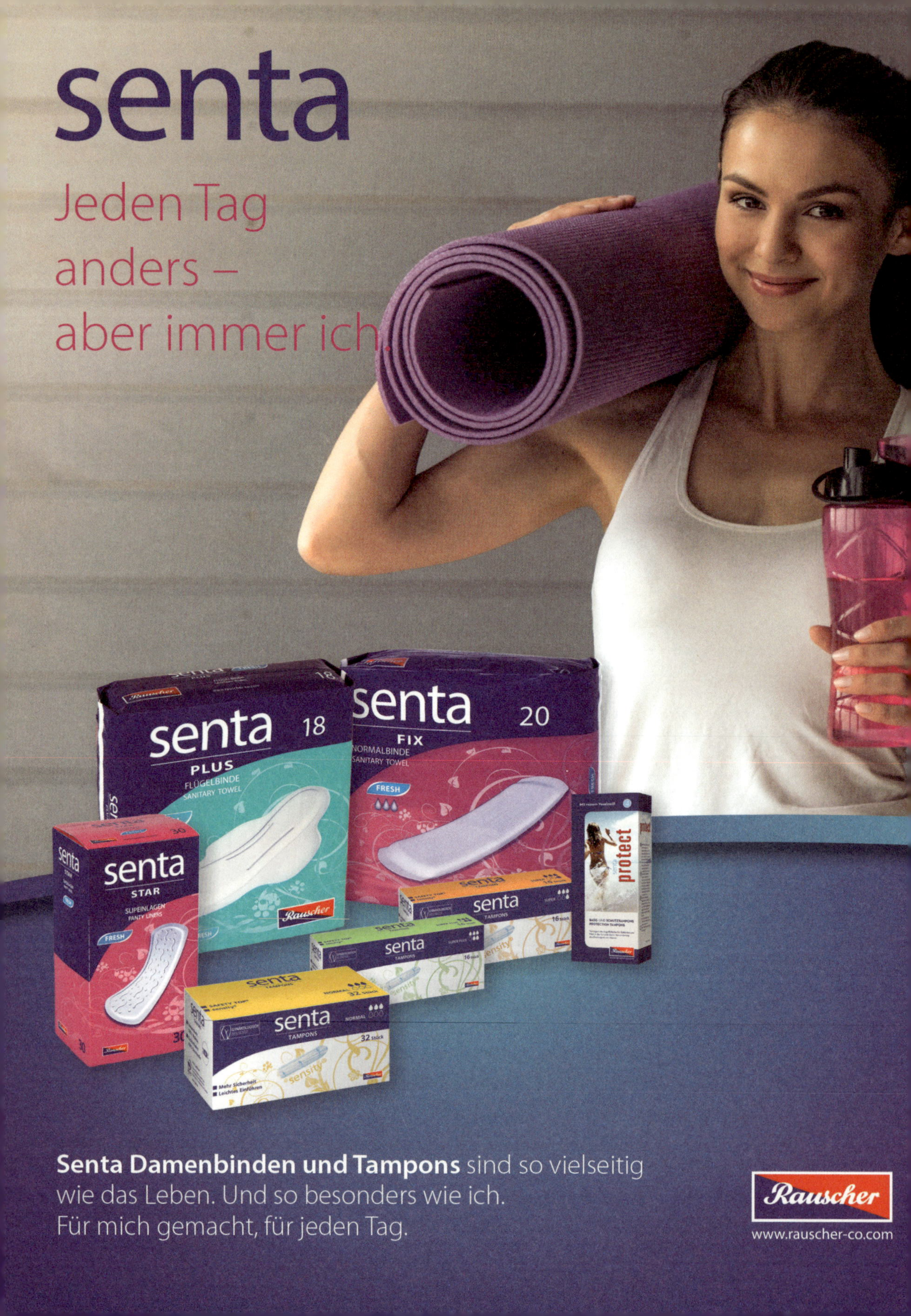

senta
Jeden Tag anders – aber immer ich.
senta 18 PLUS FLÜGELBINDE SANITARY TOWEL
senta 20 FIX NORMALBINDE SANITARY TOWEL FRESH
senta STAR SLIPEINLAGEN PANTY LINERS FRESH
senta TAMPONS
senta TAMPONS NORMAL 32 Stück
protect
Senta Damenbinden und Tampons sind so vielseitig wie das Leben. Und so besonders wie ich.
Für mich gemacht, für jeden Tag.
Rauscher
www.rauscher-co.com

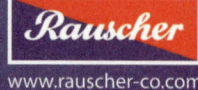

Thermalwasser gefüllt ist. Welche Wohltat! Lass Dich ins Wasser gleiten und genieße einfach die Ruhe.

In Deinem Traumland gibt es immer alles, was Du gerade brauchst. Falls Du Dich nur im Teich entspannen und den Vögeln lauschen willst, dann tu es! Aber wenn Du eine Frage hast oder Hilfe benötigst, wenn Du nicht alleine sein möchtest oder einfach neugierig bist, dann bitte um Unterstützung. Vielleicht wird Dich die Reaktion überraschen. Aber sei gewiss: Ob Feen, Engel, Wesen oder Tiere – und in manchen wunderbaren Momenten sogar Deine Ahninnen –, sie werden kommen.

Wenn Du ein besonders wichtiges Thema klären willst, findest Du auf Deiner Menstruationswiese noch einen ganz speziellen Kraftort. Stelle Dir vor, wie Du am Baum vorbei zum Rand der Wiese gehst. Du siehst hier eine kleine Felsgruppe mit in den Stein gehauenen Stufen. Folge der Treppe bis zu einer Höhle, Deiner Menstruationshöhle. Durch einen engen Eingang gelangst Du in einen wunderschönen Raum, der zwar nicht sehr groß ist, aber in dem Du aufrecht stehen kannst. Gestalte die rötlich schimmernde Grotte, in der Du Dich geborgen fühlst wie in Deiner Gebärmutter, nach Deiner Vorstellung. Verziere sie mit Malereien oder Edelsteinen, und falls der Felsboden zu kalt ist, lege einen weichen Teppich aus. Dies ist Dein Allerheiligstes. Dein magisches Reich. Bitte um Hilfe und warte, wer Dich besuchen kommt.

Auf Deiner Wiese, im Wasser, am Baum und in Deiner Höhle kannst Du Dich mit frischer Energie aufladen und Altes abstreifen. Versuche, Dir so viele Details von Deiner Phantasiereise zu merken wie möglich. Wenn Du Deine Trancereise schließlich beenden willst, verlasse die Wiese auf dem gleichen Weg, den Du gekommen bist. Gehe mit Deiner Aufmerksamkeit zurück in Deinen Körper, atme ein paar Mal tief durch, bewege Zehen und Finger, Arme und Beine, strecke Dich kräftig und öffne die Augen. Gönne Dir noch eine kleine Pause zum Ankommen. Und wenn du möchtest, schreibe Deine Reise ins Land der roten Träume auf. Du kannst auf Deine Menstruationswiese zurückkehren, wann immer Du willst. Sie ist immer für Dich da. ●

**Achtung:** *Phantasiereisen sind nicht geeignet für Menschen mit akuten Psychosen, Borderline Syndrom und generell psychischen Problemen. Diese Phantasiereise ist keine Heilbehandlung.*

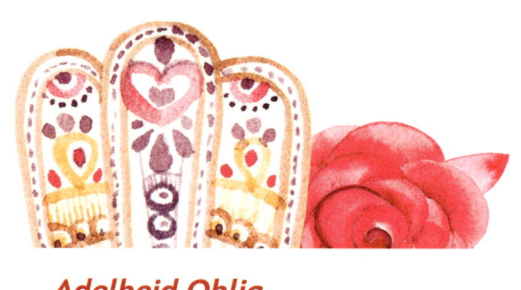

## Adelheid Ohlig
# Luna Yoga –
# die Kraft der Mitte

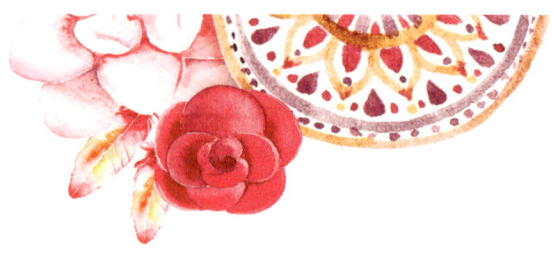

**In den 1980er Jahren, lange vor dem Yoga-Boom, entwickelte Adelheid Ohlig aufgrund einer schweren Erkrankung einen Yoga-Stil, der sich an Frauen richtet und besonders auf den Beckenraum wirkt. Seither hat Luna Yoga einen Siegeszug um die Welt angetreten. Im Interview erzählt die geborene Hessin und Vielreiserin, wie es dazu kam.**

**Maier:** *Du warst ja in Deinem „früheren" Leben, wenn ich das so nennen darf, Journalistin und Übersetzerin. Wie kamst du zum Yoga?*

**Ohlig:** Das war in Wien, Mitte der Sechzigerjahre. Ich war dort zum Studium, und Wien hatte mich sehr depressiv und trist gemacht, mich sogar schon zu Selbsttötungsgedanken verleitet. Das ging wirklich sehr tief. Und dann hat mir einer meiner Brüder geschrieben: „Bevor du das machst, mach doch noch Yoga und Meditation." Und er hat mir die Adresse von dem Maharishi Mahesh Yogi geschickt, weil der jetzt gerade in München sei.

***Das war ja der Yogi der Beatles!***

Ja, die Beatles waren damals bei ihm in Indien. Er war einer der ersten Yogis, der auch in den Westen kam. Und der war dann in München und hat eine Einführung in die Meditation gemacht. Ich bin da also ziemlich fertig aus Wien angekommen

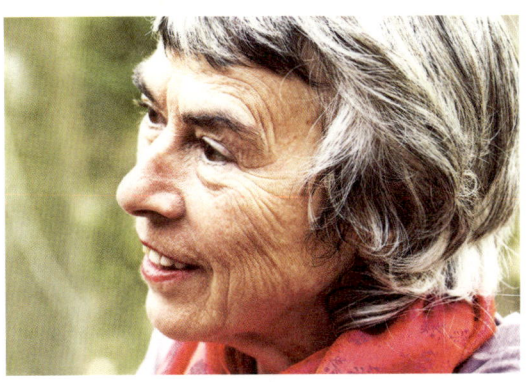
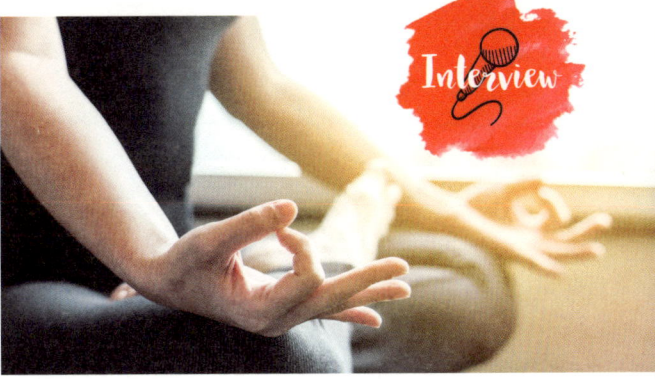

und bin eingeführt worden, und irgendwas hat sich geändert bei mir. Das war schon sehr verblüffend. Ich blieb einige Tage, und mir ging's wieder gut.

Adelheid Ohlig schuf mit Luna Yoga eine weiblich inspirierte Körperkunst und Heilweise. Mehr Infos findet man auf ihrer Webseite **www.luna-yoga.com**.

### Und dann bist Du zurück nach Wien?

Ja, vorerst. Ich hab' dann dort nach etwas Vergleichbarem gekuckt – und bei der Urania gab's Yoga. Damals war das noch sehr meditativ ausgerichtet, sehr altindisch. Aber danach bin ich nach Salzburg gezogen, habe Publizistik studiert und bin Journalistin geworden.

### Und Du hast weiterhin Yoga gemacht?

Ja, ziemlich streng, aber quasi im Verborgenen. Denn als Journalistin – ich war dann bei einer Nachrichtenagentur in Paris – waren die Reaktionen darauf damals immer so komisch, dass ich meinen Mund gehalten habe. Und in Paris bin ich dann krank geworden.

### Du bist an Krebs erkrankt?

Ich hatte ein Carcinoma in situ. PAP 5. Aber ich hab's nicht operieren lassen, und von daher weiß man nicht, ob es bösartig war. Es hieß immer nur: „Sie müssen operieren! Sonst übernehmen wir keine Verantwortung!" Aber ich hab's nicht gemacht, weil ich so Angst hatte davor. Meine Mama ist einige Jahre davor an Krebs gestorben. Ich habe mir also alles mögliche Andere überlegt, habe mich mit Frauenheilkunde beschäftigt, mit Psychoanalyse und Therapien, die ziemlich wild waren. Und auch nicht alle gut. Und dann hörte ich auf einem Frauengesundheitskongress von einer Frau in Israel, die Menstruationsgymnastik macht, so eine Art Menstruationsyoga.

### Das war Aviva Steiner?

Genau. Und ich dachte mir, „Oh, da fahr' ich hin." Ich bin also nach Israel gereist, habe sie interviewt und habe mit ihr diese Übungen gemacht. Ich hatte da schon zwei, drei Jahre keine Mens mehr gehabt. Ich war rappeldürr, da kommt eigentlich keine Menstruation.

**Warst Du magersüchtig?**

Heute würde ich es so nennen. Ich war also bei Aviva und machte diese Übungen – und nach vier Tagen hatte ich eine Blutung! Und ich dachte nur „Oh, da ist was dran!".

**Das ist ja unglaublich. Kannst Du ein bisschen erzählen, wer Aviva Steiner war?**

Sie war ursprünglich Tänzerin, geboren 1930, stammt aus Budapest und hat in Wien bei Gertrude Kraus modernen Tanz gelernt. Sie ging dann nach Israel und war Mitglied einer Tanzgruppe. Später machte sie mehrere Ausbildungen zur Yogalehrerin und Physiotherapeutin und hat nur noch unterrichtet. Unter anderem in etlichen Altersheimen – und da haben auf einmal nach ein paar Monaten die alten Damen erzählt, sie bluten wieder und haben ihre Mens!

**Die alten Damen? Ja wie alt waren die denn?**

Die waren um die sechzig, siebzig. Das war erst mal ein Schreck! Aber sie waren

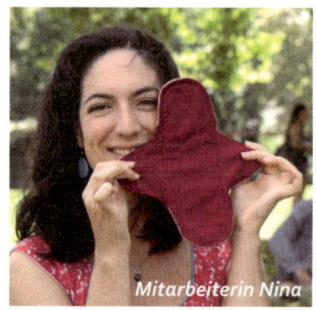
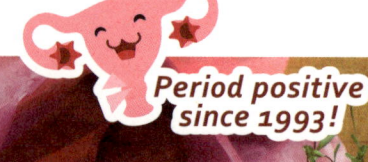

alle gesund, also hat sich Aviva überlegt: „Was hab ich mit denen gemacht?". Sie hat dann mit sich selbst und ihren Freundinnen experimentiert und kam drauf, dass Frauen mit bestimmten Bewegungen Blutungen auslösen und den Eisprung beeinflussen können.

**Und Deine eigene Periode blieb nach den Übungen, oder war das nur ein einmaliges Ereignis?**

Ja, die Periode blieb. Einfach als wäre nichts gewesen. Ich fand das schon sehr beeindruckend, und dann bin ich noch öfter zu ihr gefahren, und schließlich durfte ich die Methode bei ihr lernen. Und irgendwann nach drei Jahren, glaub ich, war auch dieser PAP-Abstrich auf einmal bei 1. Da war ich selig! Bei 3 war ich ja schon glücklich gewesen, aber dass er so runterging, das war dann wirklich toll.

**Hattest du damals schon eine Yogalehrerausbildung?**

Ja. Aber alle Yogaausbilder – das waren immer Männer. Die haben fürchterlich militärisch unterrichtet und autoritär und patriarchal. Und dummes Zeug erzählt über Blutung, über Frauen, über Menstruation. Und ich habe dann gemerkt, auch wenn die Aviva unterrichtet – sie kam ja ganz streng vom Ballett – geht's ziemlich militärisch zu. Das war mir alles nicht geheuer, auch, weil ich da einen feministischen Zugang hatte. Und so habe ich mir überlegt, wie will ich als Teilnehmerin eigentlich unterrichtet werden? Was will ich, was tut mir gut, wie will ich angesprochen werden oder wie will ich wertgeschätzt werden? Und so ist das Luna Yoga entstanden.

**Das war in den 1980er Jahren. Hattest du immer vor, einen eigenständigen Yoga-Stil zu entwickeln?**

Nein, ich hab' nie gedacht, dass ich mal unterrichte! Ich wollte nie Lehrerin sein. Aber irgendwann war mir klar: Ich kenne meinen Körper und *ich* weiß, was mir gut tut – und nicht irgend so ein Yogalehrer, der mir sagt, wenn du menstruierst, darfst du das und das und das nicht. Und mir waren gute Umgangsformen wichtig, das Wertschätzen, und dass man den Menschen erst mal so annimmt, wie er ist. Die Gurus haben immer gesagt „Du musst genau diese Linie einhalten!". Ich wollte das freier...

**Wie kam es denn zu dem Namen Luna Yoga, also zum Mond?**

Weil der Mond so deutlich zeigt, dass alles sich wandelt. Dass alles im Wandel ist. Permanent. Und dass es Rhythmen und Zyklen gibt, und dass die ganz unterschiedlich sind. Damit wir uns immer wieder klar machen, dass nichts bleibt.

**Ist Luna Yoga eigentlich ein Yoga speziell für Frauen? Ein Yoga, das sich ganz auf Frauen konzentriert? Oder ein Yoga für alle?**

Ich gehe schon vom weiblichen Körper aus, weil ich mich mit dem auskenne, den selber bewohne und da auch gut unterstützen kann. Besondere Aufmerksamkeit widmet Luna Yoga ja den Beckenorganen: Sie werden gut durchblutet, und somit kann die Kreativität auf allen Ebenen in Fluss gebracht werden. Und ich bilde auch nur Frauen als Luna Yoga-Lehrerinnen aus, weil ich nicht möchte, dass sich wieder ein Mann hinstellt und sagt, was frau bei der Periode machen kann oder nicht! Aber es kommen auch Männer in die Kurse, es gibt sogar schon reine Männergruppen. Die Männer sind offener jetzt für diesen weiblichen Zugang zum Unterrichten.

**Was unterscheidet denn den weiblichen Zugang vom männlichen Zugang?**

Der weibliche Zugang ist demokratisch. Gleichwertig, wertschätzend, unterstützend. Schon allein die Unterrichtsweise: Die ist bei den meisten ja frontal. Und bei mir – da kriege ich zwar weniger Leute in den Raum, aber mir ist das einfach verdammt wichtig – ist es ein Kreis, so dass wir uns alle gleichwertig sehen. Und es ist wohl auch für viele im „offiziellen" Yoga neuartig, dass man ohne Guru was machen kann. Dass man wirklich auf den eigenen Körper hören soll.

**Gibt es denn nun tatsächlich Übungen, die man nicht machen soll, wenn man seine Tage hat?**

Diese Meinung kommt aus dem alten Indien, wo die Menstruation ja noch als unrein galt. Das alte, körperliche Yoga war sehr, sehr männlich und hat seine Wurzeln nicht nur in der indischen Kriegerkaste, sondern auch – was kaum jemand weiß – in den Militärschulen der Briten, die da als Besatzung waren. Und diese Meinung, dass Frauen keine Umkehrhaltungen machen sollen, ist einfach nur so tradiert, und kein Mensch kann sie eigentlich wirklich begründen. Ich sage den Frauen immer „Mach das, wie du das gerne hast". Und von mir selber weiß ich, dass ich gerade während meiner Tage diese Übungen gern gemacht habe, weil das im Rücken so entlastet hat.

**Aber das heißt, wenn ich Luna Yoga mache, bin ich meine eigene Instanz.**

Ja. Auf jeden Fall. Die Eigenmacht ist mir ganz wichtig, die Eigenmacht und die Sinnlichkeit. Und auch wieder dieses Gespür zu bekommen, worauf ich Lust habe. Im Luna Yoga zählt nicht die Leistung, sondern das Spüren. Und das geht durch das Luna Yoga dann auch über die reinen Übungen hinaus. Also: Was mag ich in der Bewegung? Aber auch: Was mag ich beim Essen? Und was tut mir wirklich gut? ●

Fotos Arthur Häberli

## Luna Yoga Übungen

Luna Yoga ist ein sanftes Yoga, das dem Becken und der Kraft der Mitte viel Aufmerksamkeit schenkt. Es hat seine Wurzeln im klassischen Yoga, Adelheid Ohlig erweiterte das Konzept aber um Trance- und Fruchtbarkeitstänze, Ayurveda sowie moderne Erkenntnisse aus Psychologie und Medizin.

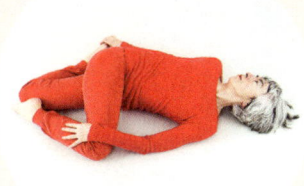

### Die Lilie
Wirkt wohltuend auf die Beckenorgane und durchblutet die Sexualorgane

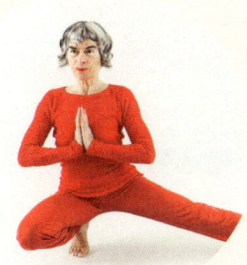

### Der Puma
Sammelt und konzentriert die Kraft, lenkt die Aufmerksamkeit zum Atem

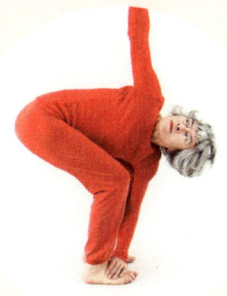

### Der Freudendreher
Die Drehbewegung regt das Nervensystem und die beiden Gehirnhälften an

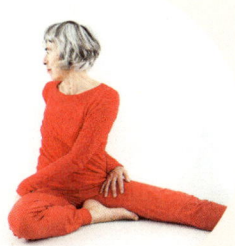

### Die Tulpe
Strafft den Rumpf, vertieft Flankenatmung, hält die Wirbelsäule beweglich

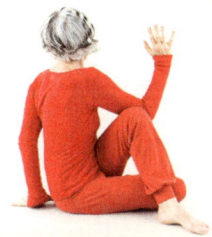

### Der Drehsitz
Die Übung fördert die Konzentration und unterstützt auch die Verdauung

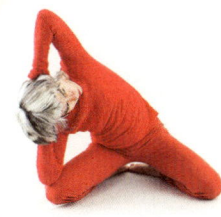

### Die Elefantenohren
Die schönen Seitbeugen formen den Rumpf und fördern eine gute Haltung

# Datum des 1. Tages der Periode:

..........................................................................

Letzte Periode vor .......... Tagen        Dauer der Blutungen: ..... Tage

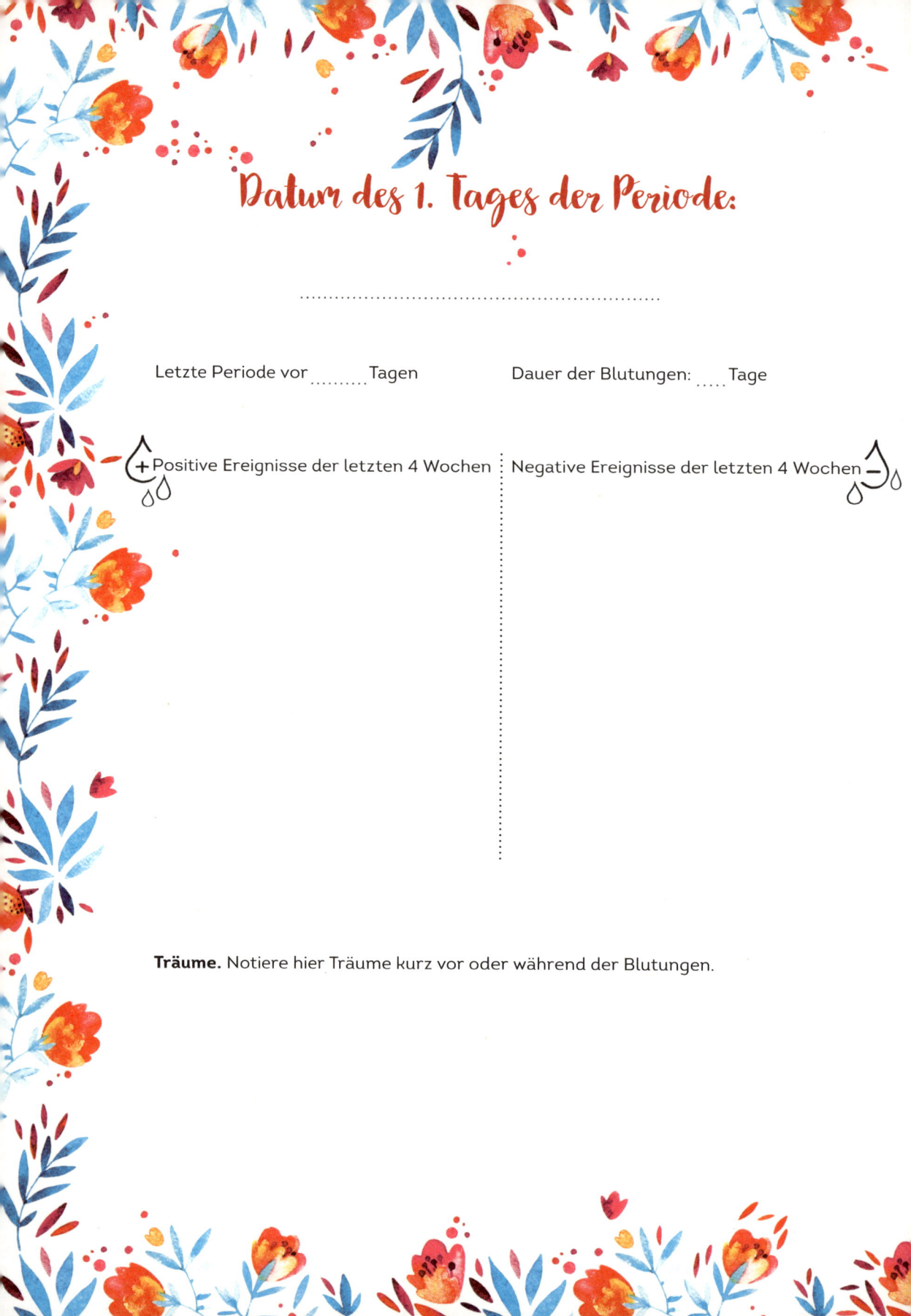

Positive Ereignisse der letzten 4 Wochen  |  Negative Ereignisse der letzten 4 Wochen

**Träume.** Notiere hier Träume kurz vor oder während der Blutungen.

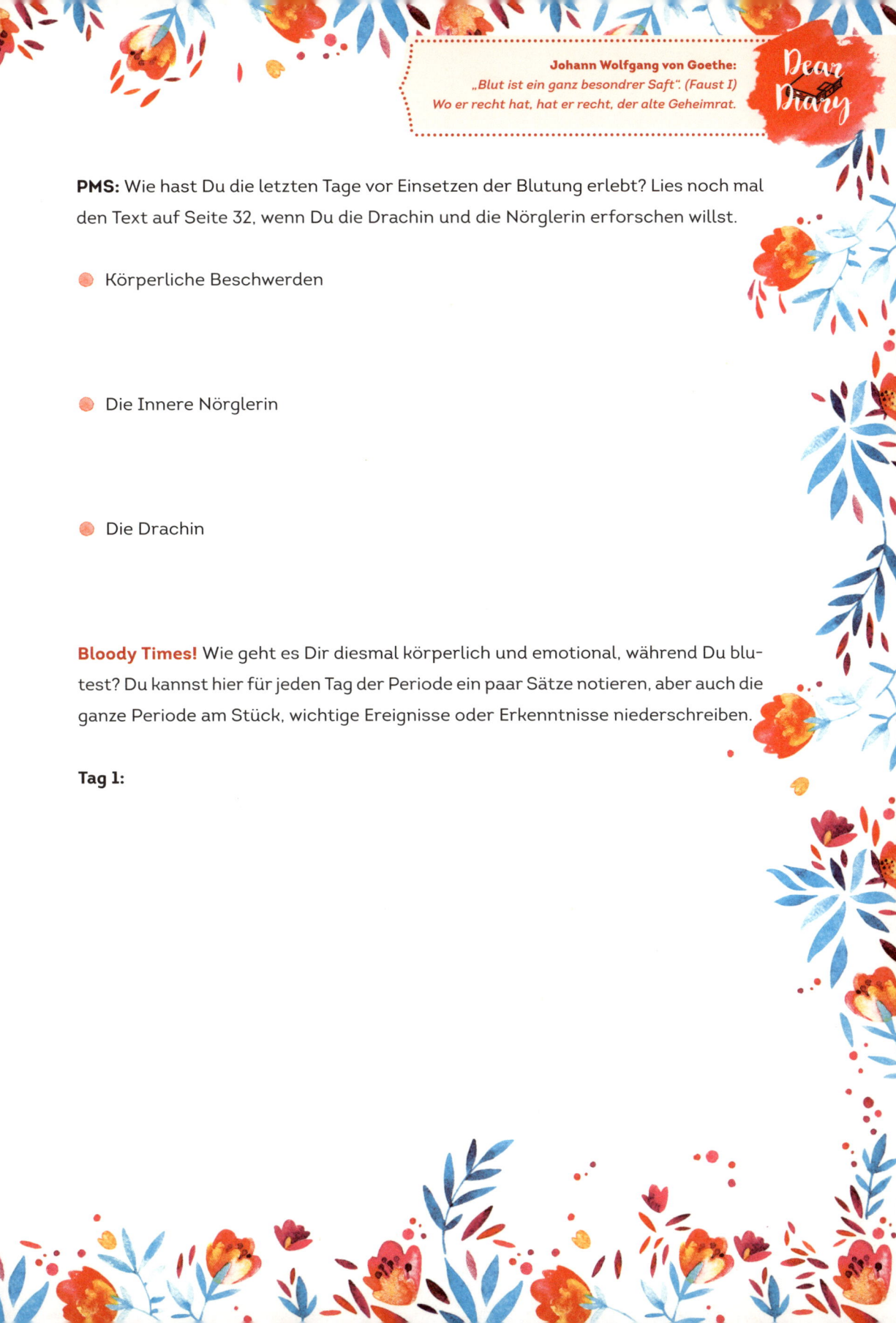

**Johann Wolfgang von Goethe:**
*„Blut ist ein ganz besondrer Saft". (Faust I)*
*Wo er recht hat, hat er recht, der alte Geheimrat.*

Dear Diary

**PMS:** Wie hast Du die letzten Tage vor Einsetzen der Blutung erlebt? Lies noch mal den Text auf Seite 32, wenn Du die Drachin und die Nörglerin erforschen willst.

- Körperliche Beschwerden

- Die Innere Nörglerin

- Die Drachin

**Bloody Times!** Wie geht es Dir diesmal körperlich und emotional, während Du blutest? Du kannst hier für jeden Tag der Periode ein paar Sätze notieren, aber auch die ganze Periode am Stück, wichtige Ereignisse oder Erkenntnisse niederschreiben.

**Tag 1:**

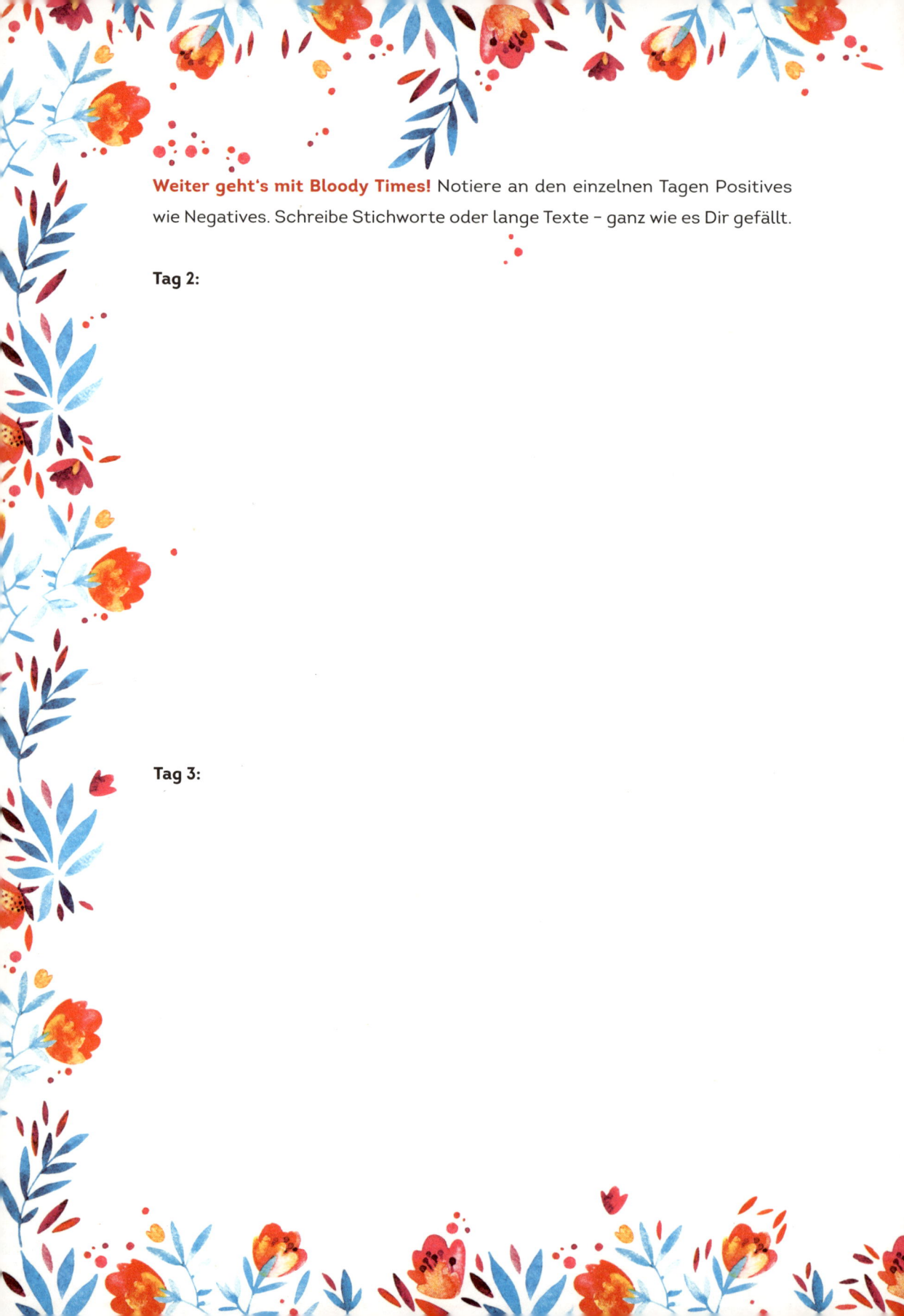

**Weiter geht's mit Bloody Times!** Notiere an den einzelnen Tagen Positives wie Negatives. Schreibe Stichworte oder lange Texte – ganz wie es Dir gefällt.

**Tag 2:**

**Tag 3:**

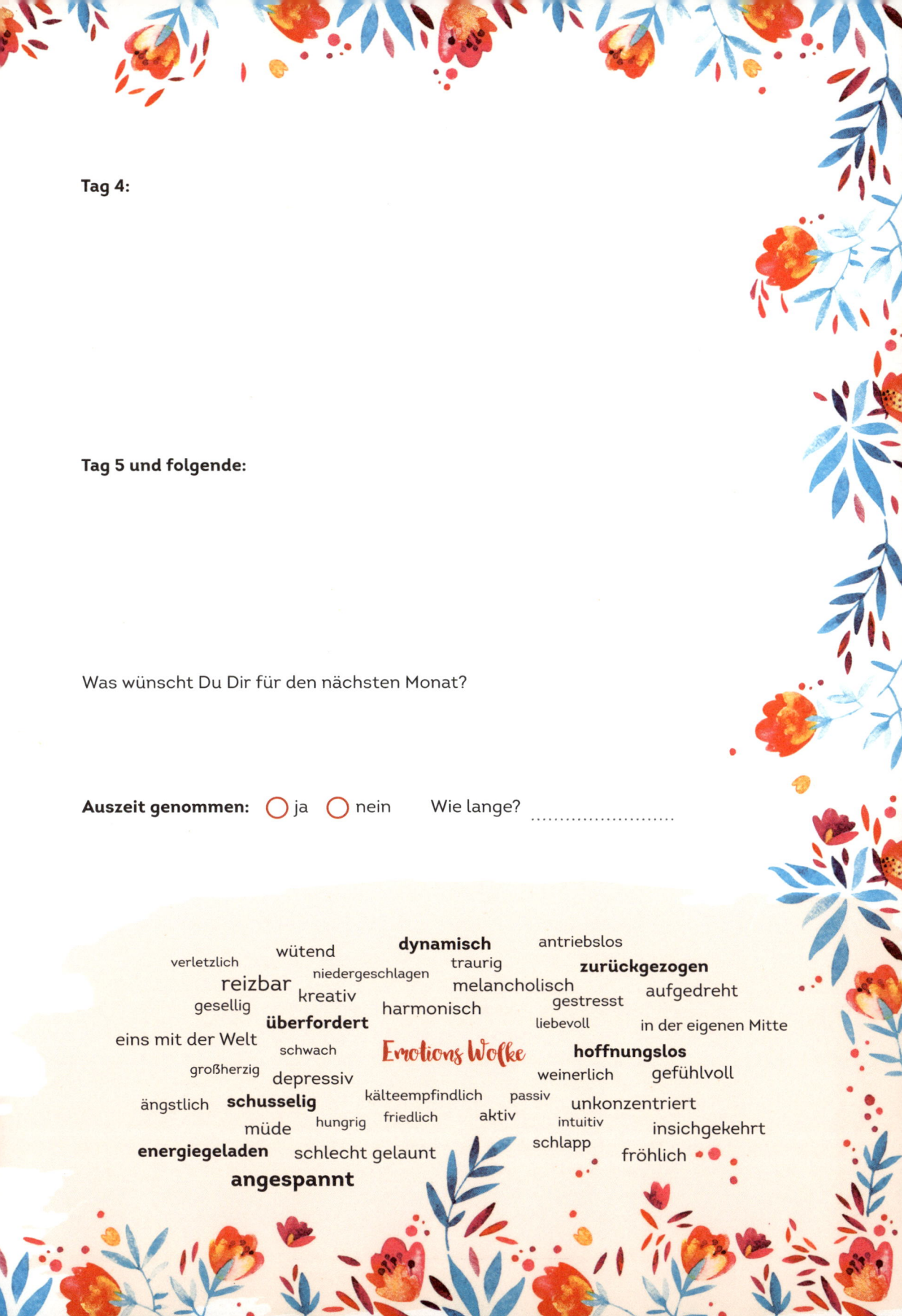

**Tag 4:**

**Tag 5 und folgende:**

Was wünscht Du Dir für den nächsten Monat?

**Auszeit genommen:** ○ ja ○ nein    Wie lange? ...........................

verletzlich    wütend    **dynamisch**    antriebslos
reizbar    niedergeschlagen    traurig    **zurückgezogen**
gesellig    kreativ    melancholisch    aufgedreht
            harmonisch    gestresst
**überfordert**        liebevoll    in der eigenen Mitte
eins mit der Welt    schwach    *Emotions Wolke*    **hoffnungslos**
großherzig    depressiv            weinerlich    gefühlvoll
ängstlich    **schusselig**    kälteempfindlich    passiv    unkonzentriert
    müde    hungrig    friedlich    aktiv    intuitiv    insichgekehrt
**energiegeladen**    schlecht gelaunt        schlapp    fröhlich
    **angespannt**

# Datum des 1. Tages der Periode:

........................................................................

Letzte Periode vor ............ Tagen          Dauer der Blutungen: ...... Tage

+ Positive Ereignisse der letzten 4 Wochen     Negative Ereignisse der letzten 4 Wochen −

**Träume.** Notiere hier Träume kurz vor oder während der Blutungen.

**Heiliges Rot.** *Die Maori heiligten Dinge dadurch, dass sie sie rot färbten. Die rote Farbe nannten sie Menstruationsblut.*

*Dear Diary*

**PMS:** Wie hast Du die letzten Tage vor Einsetzen der Blutung erlebt? Lies noch mal den Text auf Seite 32, wenn Du die Drachin und die Nörglerin erforschen willst.

- Körperliche Beschwerden

- Die Innere Nörglerin

- Die Drachin

**Bloody Times!** Wie geht es Dir diesmal körperlich und emotional, während Du blutest? Du kannst hier für jeden Tag der Periode ein paar Sätze notieren, aber auch die ganze Periode am Stück, wichtige Ereignisse oder Erkenntnisse niederschreiben.

**Tag 1:**

**Weiter geht's mit Bloody Times!** Notiere an den einzelnen Tagen Positives wie Negatives. Schreibe Stichworte oder lange Texte – ganz wie es Dir gefällt.

**Tag 2:**

**Tag 3:**

**Tag 4:**

**Tag 5 und folgende:**

Was wünscht Du Dir für den nächsten Monat?

**Auszeit genommen:** ◯ ja  ◯ nein    Wie lange? ........................

verletzlich  wütend  **dynamisch**  antriebslos
niedergeschlagen  traurig  **zurückgezogen**
**reizbar**  kreativ  melancholisch  aufgedreht
gesellig  harmonisch  gestresst
**überfordert**  liebevoll  in der eigenen Mitte
eins mit der Welt  schwach  *Emotions Wolke*  **hoffnungslos**
großherzig  depressiv  weinerlich  gefühlvoll
ängstlich  **schusselig**  kälteempfindlich  passiv  unkonzentriert
müde  hungrig  aktiv  **angespannt**  intuitiv  insichgekehrt
**energiegeladen**  friedlich  schlecht gelaunt  schlapp  fröhlich

# Datum des 1. Tages der Periode:

......................................................

Letzte Periode vor ............ Tagen          Dauer der Blutungen: ...... Tage

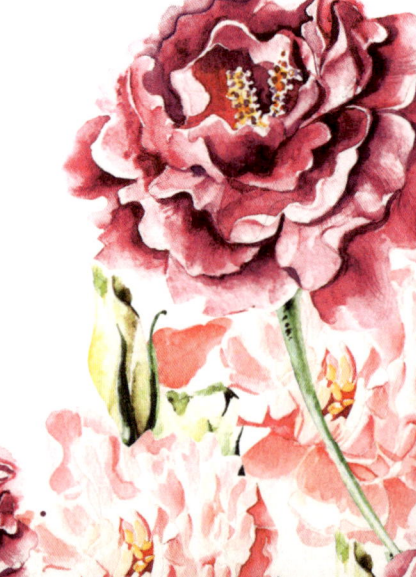

Positive Ereignisse der letzten 4 Wochen | Negative Ereignisse der letzten 4 Wochen

**Träume.** Notiere hier Träume kurz vor oder während der Blutungen.

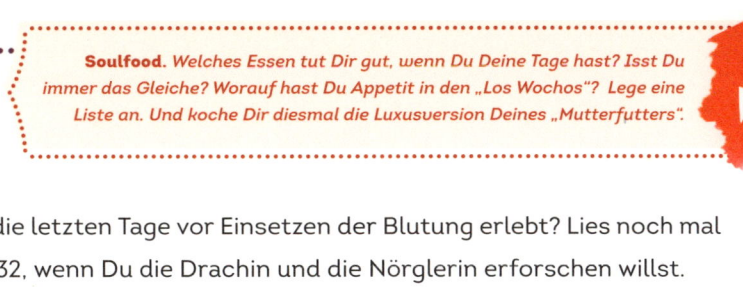

**Soulfood.** *Welches Essen tut Dir gut, wenn Du Deine Tage hast? Isst Du immer das Gleiche? Worauf hast Du Appetit in den „Los Wochos"? Lege eine Liste an. Und koche Dir diesmal die Luxusversion Deines „Mutterfutters".*

**Dear Diary**

**PMS:** Wie hast Du die letzten Tage vor Einsetzen der Blutung erlebt? Lies noch mal den Text auf Seite 32, wenn Du die Drachin und die Nörglerin erforschen willst.

- Körperliche Beschwerden

- Die Innere Nörglerin

- Die Drachin

**Bloody Times!** Wie geht es Dir diesmal körperlich und emotional, während Du blutest? Du kannst hier für jeden Tag der Periode ein paar Sätze notieren, aber auch die ganze Periode am Stück, wichtige Ereignisse oder Erkenntnisse niederschreiben.

**Tag 1:**

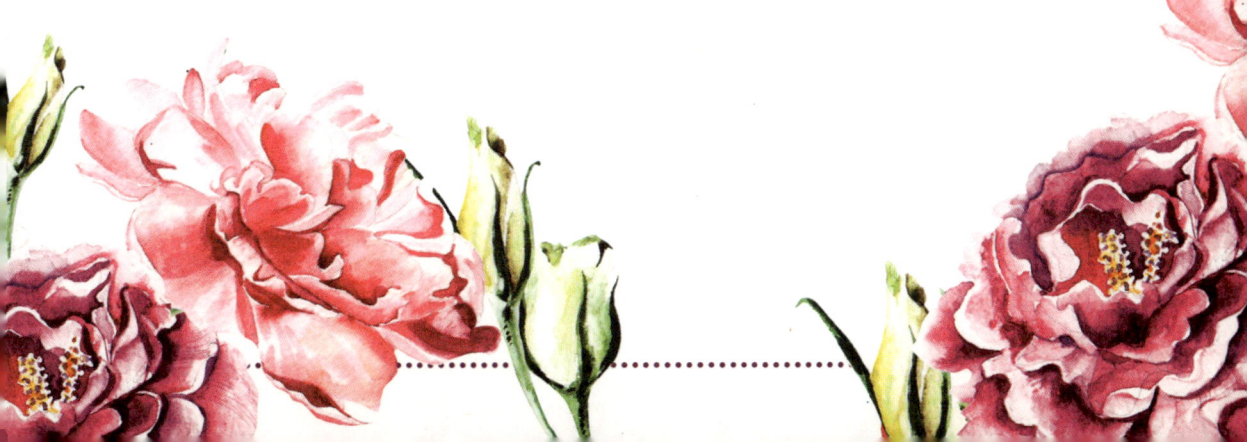

**Weiter geht's mit Bloody Times!** Notiere an den einzelnen Tagen Positives wie Negatives. Schreibe Stichworte oder lange Texte – ganz wie es Dir gefällt.

**Tag 2:**

**Tag 3:**

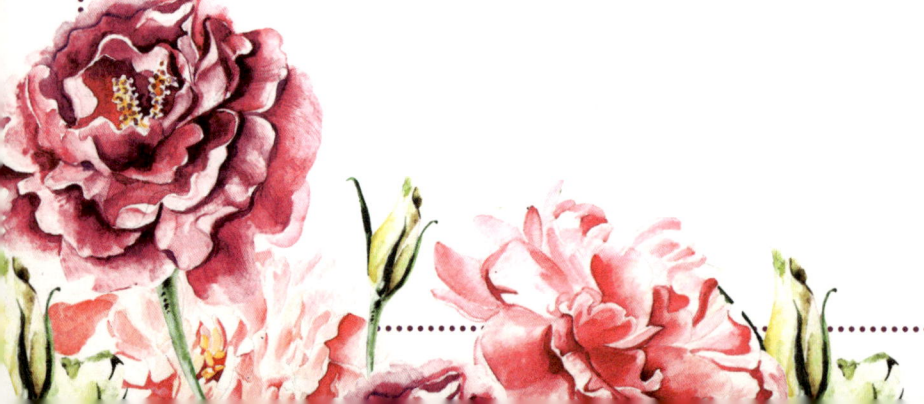

**Tag 4:**

**Tag 5 und folgende:**

Was wünscht Du Dir für den nächsten Monat?

**Auszeit genommen:** ◯ ja ◯ nein Wie lange? ........................

verletzlich wütend **dynamisch** antriebslos
niedergeschlagen traurig **zurückgezogen**
**reizbar** kreativ melancholisch aufgedreht
gesellig harmonisch gestresst in der eigenen Mitte
**überfordert** liebevoll
eins mit der Welt schwach *Emotions Wolke* **hoffnungslos**
großherzig depressiv weinerlich unkonzentriert
ängstlich **schusselig** kälteempfindlich passiv
müde hungrig friedlich schlapp
**energiegeladen** schlecht gelaunt aktiv
insichgekehrt intuitiv **angespannt**
gefühlvoll fröhlich

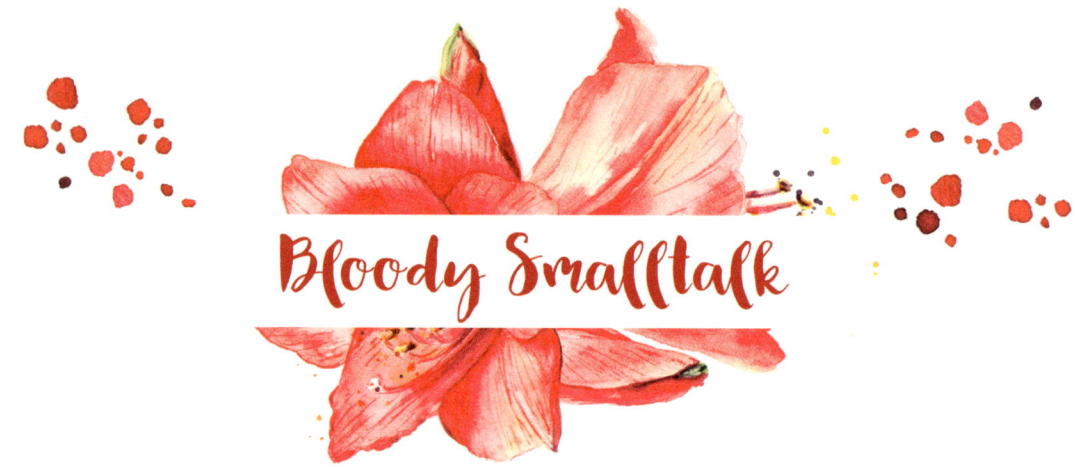

# Bloody Smalltalk

**Wie viel bluten wir? Wie viele Eizellen besitzen wir? Hättest Du es gewusst? Hier gibt's ungewöhnliche Fakten und spannende Details.**

### Blutverlust

So kann man sich täuschen! Auch wenn wir regelmäßig das Gefühl haben, zu verbluten – die übliche Menge Blut, die wir pro Periode verlieren, beträgt unter 40 Milliliter. Das sind 2 Esslöffel voll. Oder eine halbe Espressotasse! Ungelogen! Für Ärzte gilt alles zwischen 5 Milliliter und 80 Milliliter als normal. Nur wenn frau mehr als 10 Tampons oder Binden am Tag benötigt, sollte sie eine/n GynäkologIn aufsuchen.

### Leichtgewicht

Die Zartheit der weiblichen Geschlechtsorgane ist frappierend, hier also die federgewichtigen Tatsachen zu unseren Eierstöcken: Sie wiegen im Schnitt nur fünf bis acht Gramm! Und ja, wir haben zwei davon. Die Größe der Eierstöcke kann im Lauf eines Zyklus ganz schön variieren, in der Menopause werden sie schließlich noch kleiner. Wenn die Eierstöcke in Pension gehen, schrumpfen sie auf die Größe einer Mandel.

### Der Eiervorrat

Wenn ein Mädchen geboren wird, kommt es bereits mit dem gigantischen Eiervorrat von rund einer Million Stück zur Welt! (Manche medizinischen Quellen sprechen sogar von vier Millionen.) Im Moment der Geburt sind in den Eierstöcken eines neugeborenen Mädchens nämlich bereits alle zur Verfügung stehenden Eizellen vorhanden. Pro Eierstock sind das also rund eine halbe Millionen. Und sofort nach der Geburt beginnt auch schon das Absterben der Eizellen. Im Gegensatz zu dieser verschwenderischen Anfangsfülle reifen im Laufe des Lebens in den Eierstöcken einer Frau „nur" etwa 400 bis 500 Eizellen heran.

### David und Goliath

Im menschlichen Körper gibt es etwa fünfzigtausend Milliarden Zellen. Die größte Zelle des Körpers ist die Eizelle. Ihr Durchmesser beträgt etwa 0,2 Millimeter. Eine der kleinsten menschlichen Zellen ist übrigens die männliche Samenzelle.

### Die erste Tamponwerbung im TV

Anfang der 1930er Jahre entwickelte der amerikanische Hausarzt Earle Haas den ersten Tampon. Das Patent für die Idee verkaufte er 1933 an die ursprünglich aus Deutschland stammende Gertrude Tenderich. Sie gründete die Firma Tampax, machte 1936 erstmals Werbung in einer großen US-Zeitung und belieferte ab 1950 auch Deutschland. Von Tampax stammt auch die allererste Tamponwerbung im deutschen Fernsehen. Elegant, schwarz-weiß – und voll von rauchenden Frauen ; ) **www.youtube.com/watch?v=m_f2uyx8P3A**

### Tampons im Weltall

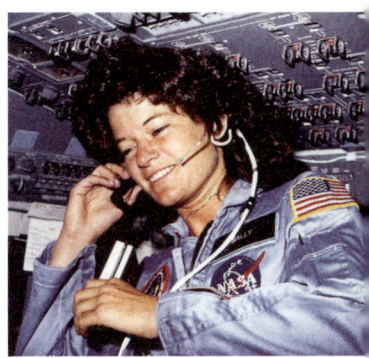

Obwohl sich in der Schwerelosigkeit einige Körperfunktionen ändern, funktioniert die Bluterei im Weltall genauso wie hier bei uns herunten. Im Jahr 1983 durfte Sally Ride als Amerikas erste weibliche Astronautin für eine sechstägige „Space Mission" ins Weltall fliegen. Die NASA packte ihr dafür auch Tampons mit ein. Preisfrage: Wie viele? Zusammen mit Sally umkreisten sage und schreibe 100 Tampons die Erde! Die Versuche der Astronautin, ihren zuständigen NASA-Ingenieuren diese absurd hohe Zahl auszureden, scheiterten. Die Tampons mussten mit. „Nur für alle Fälle."

### Disney-Prinzessin blutet

Kein Witz, im Jahr 1946 produzierte Disney einen Trickfilm über die Menstruation! Da kam zwar kein Blut vor, aber der Film wurde bis in die 1960er Jahre an amerikanischen Schulen zur Aufklärung für Mädchen verwendet. Es ist angeblich auch der erste Film, in dem je das Wort „Vagina" verwendet wurde. „The Story Of Menstruation" ist knapp zehn Minuten lang, zeigt ein Mädchen mit Cinderella-Gesicht und gibt Hinweise, wie man sich als Frau während der Periode benehmen soll. Zu sehen auf Youtube: **www.youtube. com/watch?v=eLhld_PI2zg**

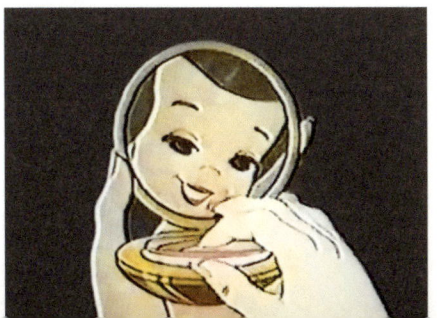

### Das Wunder-Muskelchen

Die Gebärmutter ist ein Muskel. Oder besser gesagt ein Muskelchen, denn obwohl ihr Name irgendwie mächtig klingt, misst sie gerade mal acht bis zehn Zentimeter. Wird eine Frau schwanger, entwickelt das Muskelchen allerdings Super-Kräfte. Es beherbergt den Fötus und wächst auf die hundertfache Größe an! Die Masse wächst aber, wie durch ein Wunder, nur um den Faktor 20, sonst würde die Frau unter dem Gewicht der Gebärmutter zusammenbrechen. Sofort nach der Entbindung schrumpft der Muskel wieder, um bei der nächsten Schwangerschaft wieder riesig zu werden. Kein anderer Muskel der Menschen kann das.

# Chronik der Inneren Nörglerin

Die Innere Nörglerin ist eine Kritikerin, die gerne in den Tagen vor der Periode auftaucht und an uns herumkrittelt. Im Kapitel *PMS* findest Du eine genaue Beschreibung von ihr. Selbstvorwürfe und Kleinmachen sind ihre bevorzugten Methoden. Doch was will sie uns damit sagen? Worauf will sie uns hinweisen? Wenn Du einige Monate lang auf den Tagebuchseiten die Vorwürfe der Nörglerin notiert hast und ihre bevorzugten Themen kennst, kannst Du hier ein Gespräch mit ihr niederschreiben. Stelle Dir die Lady dazu als reale Person vor. Schreibe unvoreingenommen, was sie zu sagen hat und antworte darauf. Diskutiert ehrlich, aber lass Dich nicht von ihr überrollen. Nimm sie ernst – und am Ende frage sie, wie sie Dir helfen kann!

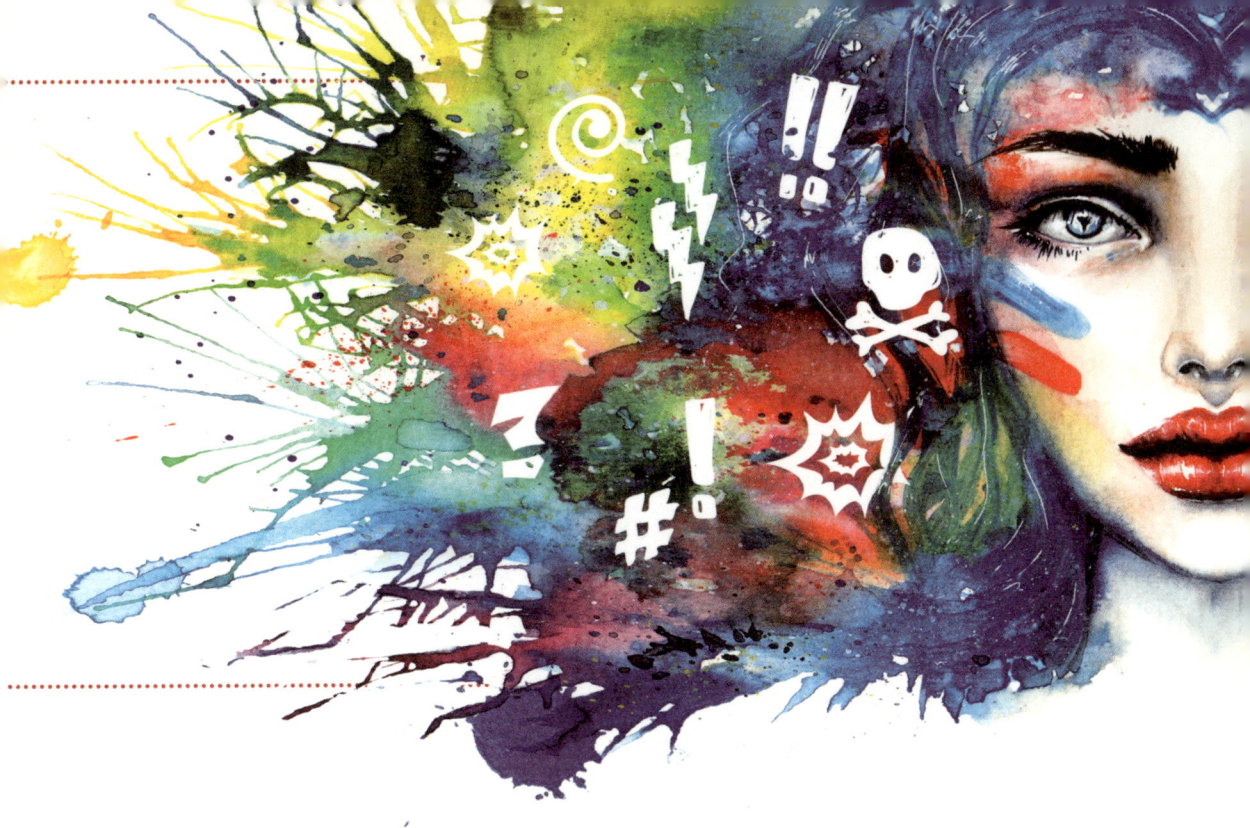

# Chronik der Drachin

Die Drachin ist ein Aspekt von uns, eine Kritikerin mit messerscharfem Verstand, die uns jeden Monat in der prämenstruellen Phase zeigt, was uns nicht passt und was in unserem Leben geändert gehört. Streitlustig, wütend oder mürrisch geht sie auf unser Umfeld los. Im Kapitel *PMS* findest Du eine genaue Beschreibung von ihr. Wenn Du auf den Tagebuchseiten einige Monate lang die Ausbrüche der Drachin notiert hast und ihre bevorzugten Themen kennst, bring zu Papier, was Dir an Deinem jetzigen Leben am meisten missfällt. Welche Themen spuckt Dir die Drachin vor die Füße? Überlege am Ende gemeinsam mit der Drachin, was Du ändern kannst und setze es in kleinen (!), machbaren Schritten um.

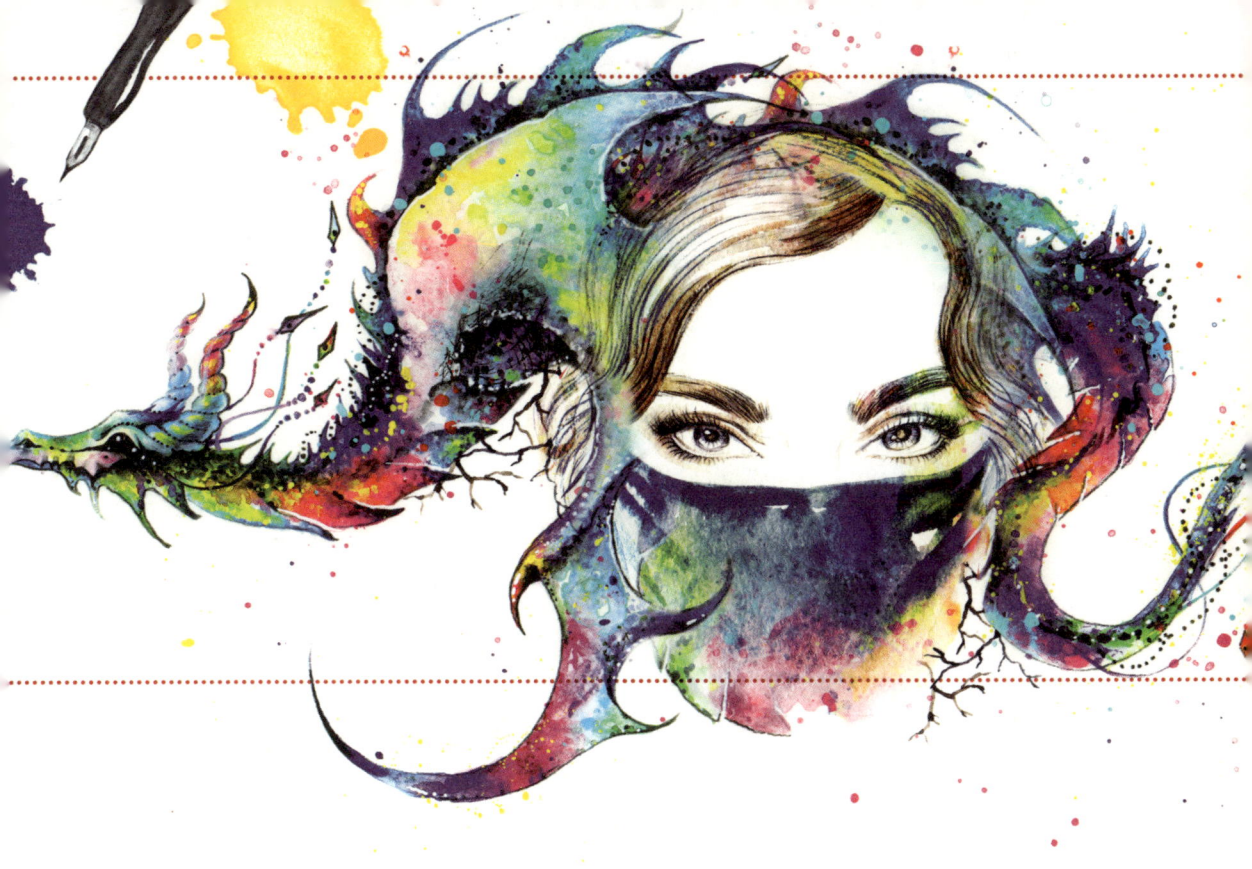

# Datum des 1. Tages der Periode:

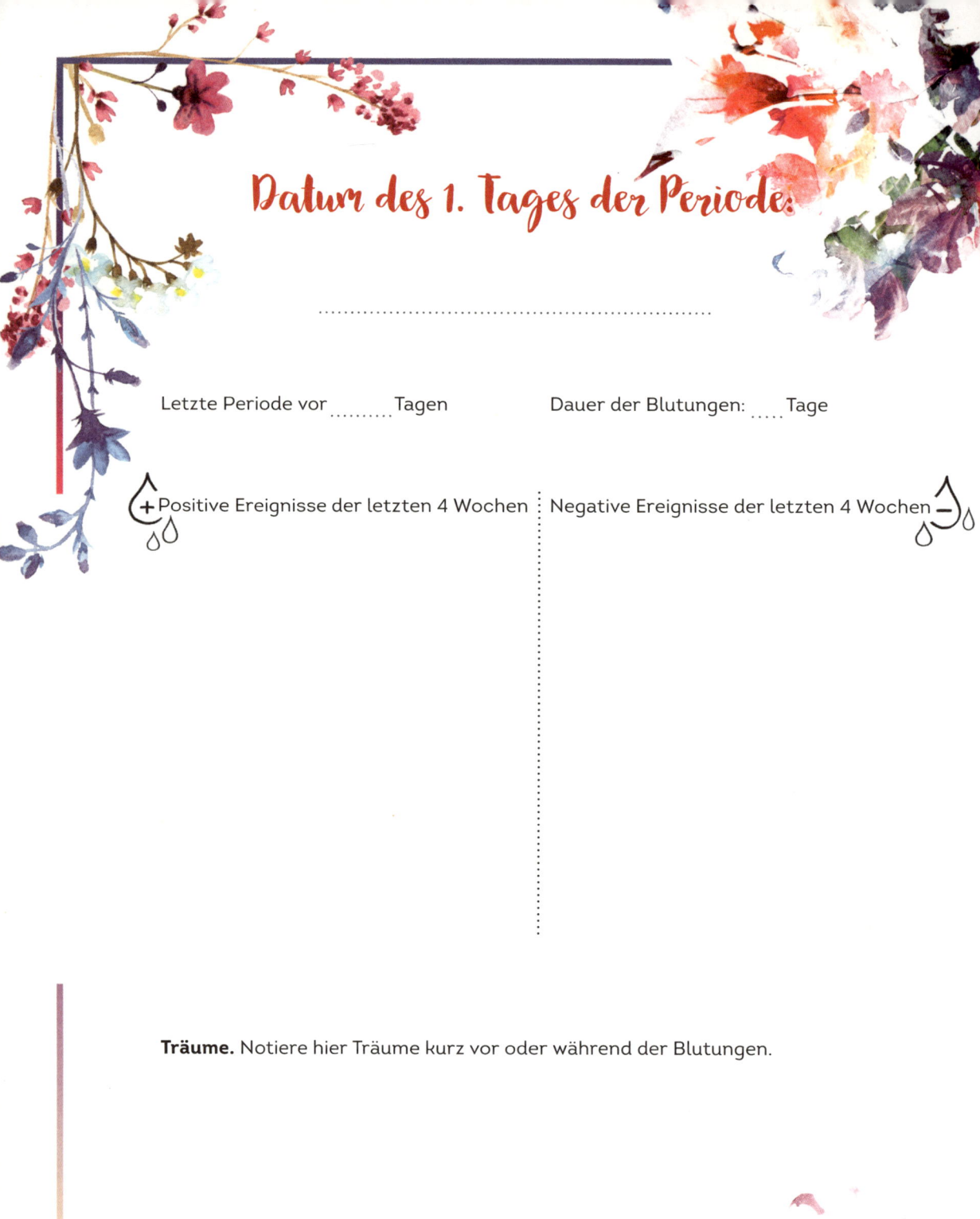

.............................................................................

Letzte Periode vor .......... Tagen          Dauer der Blutungen: ..... Tage

**+** Positive Ereignisse der letzten 4 Wochen     Negative Ereignisse der letzten 4 Wochen **−**

**Träume.** Notiere hier Träume kurz vor oder während der Blutungen.

**Drachenreiterin.** *Versuche in den Tagen vor der Periode, jede wütende, kritische oder verletzende Äußerung, die Du denkst oder tust, aufzuschreiben. Mache ein Protokoll Deiner Drachenzeit.*

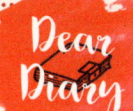

**PMS:** Wie hast Du die letzten Tage vor Einsetzen der Blutung erlebt? Lies noch mal den Text auf Seite 32, wenn Du die Drachin und die Nörglerin erforschen willst.

● Körperliche Beschwerden

● Die Innere Nörglerin

● Die Drachin

**Bloody Times!** Wie geht es Dir diesmal körperlich und emotional, während Du blutest? Du kannst hier für jeden Tag der Periode ein paar Sätze notieren, aber auch die ganze Periode am Stück, wichtige Ereignisse oder Erkenntnisse niederschreiben.

**Tag 1:**

**Weiter geht's mit Bloody Times!** Notiere an den einzelnen Tagen Positives wie Negatives. Schreibe Stichworte oder lange Texte – ganz wie es Dir gefällt.

**Tag 2:**

**Tag 3:**

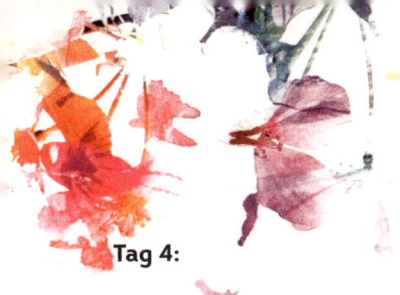

**Tag 4:**

**Tag 5 und folgende:**

Was wünscht Du Dir für den nächsten Monat?

**Auszeit genommen:** ◯ ja ◯ nein     Wie lange? ........................

verletzlich   wütend   **dynamisch**   antriebslos

reizbar   niedergeschlagen   traurig   **zurückgezogen**

gesellig   kreativ   melancholisch   aufgedreht

**überfordert**   harmonisch   gestresst   in der eigenen Mitte

fröhlich   liebevoll

schwach   *Emotions Wolke*   **hoffnungslos**

großherzig   depressiv   weinerlich   schlapp

müde   **schusselig**   kälteempfindlich   passiv   unkonzentriert

ängstlich   hungrig   friedlich   **energiegeladen**   intuitiv   insichgekehrt

aktiv   schlecht gelaunt   gefühlvoll

**angespannt**   eins mit der Welt

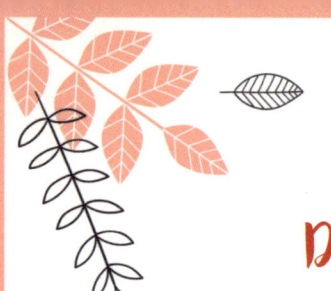

# Datum des 1. Tages der Periode:

..........................................................................

Letzte Periode vor .......... Tagen          Dauer der Blutungen: ..... Tage

Positive Ereignisse der letzten 4 Wochen    Negative Ereignisse der letzten 4 Wochen

**Träume.** Notiere hier Träume kurz vor oder während der Blutungen.

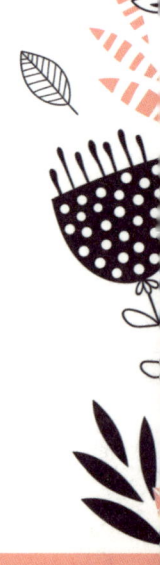

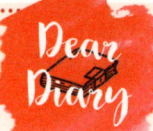

**PMS.** *Cat Sanders, eine Therapeutin aus Seattle, übersetzt PMS mit „Put Men Second, take time for yourself". Wofür könnte die Abkürzung noch stehen?*

**PMS:** Wie hast Du die letzten Tage vor Einsetzen der Blutung erlebt? Lies noch mal den Text auf Seite 32, wenn Du die Drachin und die Nörglerin erforschen willst.

🔴 Körperliche Beschwerden

🔴 Die Innere Nörglerin

🔴 Die Drachin

**Bloody Times!** Wie geht es Dir diesmal körperlich und emotional, während Du blutest? Du kannst hier für jeden Tag der Periode ein paar Sätze notieren, aber auch die ganze Periode am Stück, wichtige Ereignisse oder Erkenntnisse niederschreiben.

**Tag 1:**

**Weiter geht's mit Bloody Times!** Notiere an den einzelnen Tagen Positives wie Negatives. Schreibe Stichworte oder lange Texte – ganz wie es Dir gefällt.

**Tag 2:**

**Tag 3:**

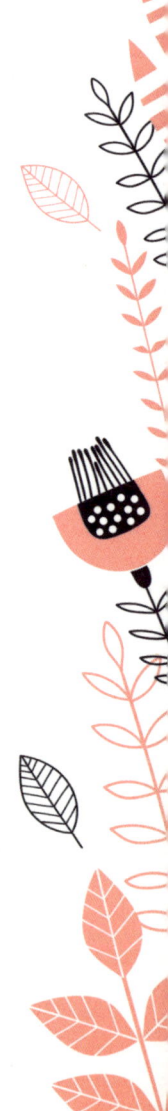

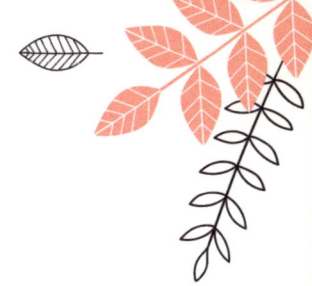

**Tag 4:**

**Tag 5 und folgende:**

Was wünscht Du Dir für den nächsten Monat?

**Auszeit genommen:** ◯ ja ◯ nein   Wie lange? ...........................

verletzlich   wütend   **dynamisch**   antriebslos
niedergeschlagen   traurig   **zurückgezogen**
**reizbar**   melancholisch   aufgedreht
gesellig   kreativ   gestresst
harmonisch   liebevoll   in der eigenen Mitte
**überfordert**
eins mit der Welt   schwach   *Emotions Wolke*   **hoffnungslos**
großherzig   weinerlich   gefühlvoll
depressiv
ängstlich   **schusselig**   kälteempfindlich   passiv   unkonzentriert
müde   hungrig   insichgekehrt   **angespannt**   schlapp
**energiegeladen**   aktiv   schlecht gelaunt   friedlich   fröhlich
intuitiv

# Datum des 1. Tages der Periode:

..........................................................................................

Letzte Periode vor ........... Tagen          Dauer der Blutungen: ..... Tage

+ Positive Ereignisse der letzten 4 Wochen | Negative Ereignisse der letzten 4 Wochen −

**Träume.** Notiere hier Träume kurz vor oder während der Blutungen.

**Dialog.** *Kannst Du die Innere Kritikerin mittlerweile gut identifizieren? Womit macht sie Dir das Leben schwer? Was wirft sie Dir vor? Worauf macht sie Dich aufmerksam? Schreibe ein Gespräch mit ihr nieder.*

*Dear Diary*

**PMS:** Wie hast Du die letzten Tage vor Einsetzen der Blutung erlebt? Lies noch mal den Text auf Seite 32, wenn Du die Drachin und die Nörglerin erforschen willst.

● Körperliche Beschwerden

● Die Innere Nörglerin

● Die Drachin

**Bloody Times!** Wie geht es Dir diesmal körperlich und emotional, während Du blutest? Du kannst hier für jeden Tag der Periode ein paar Sätze notieren, aber auch die ganze Periode am Stück, wichtige Ereignisse oder Erkenntnisse niederschreiben.

**Tag 1:**

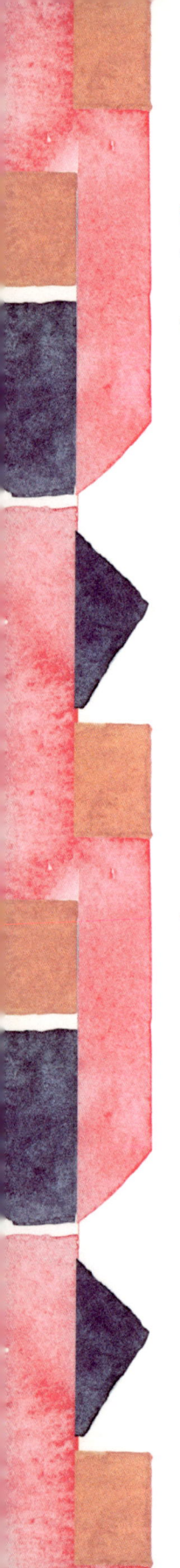

**Weiter geht's mit Bloody Times!** Notiere an den einzelnen Tagen Positives wie Negatives. Schreibe Stichworte oder lange Texte – ganz wie es Dir gefällt.

**Tag 2:**

**Tag 3:**

**Tag 4:**

**Tag 5 und folgende:**

Was wünscht Du Dir für den nächsten Monat?

**Auszeit genommen:** ⭕ ja ⭕ nein    Wie lange? .........................

verletzlich    wütend    **dynamisch**    antriebslos

reizbar    niedergeschlagen    traurig    **zurückgezogen**

gesellig    kreativ    melancholisch    aufgedreht

**überfordert**    harmonisch    gestresst

eins mit der Welt    schwach    *Emotions Wolke*    liebevoll    in der eigenen Mitte

großherzig    depressiv    **hoffnungslos**

ängstlich    **schusselig**    kälteempfindlich    weinerlich    passiv

müde    hungrig    friedlich    schlapp    unkonzentriert

**energiegeladen**    schlecht gelaunt    **angespannt**    insichgekehrt

fröhlich    gefühlvoll    intuitiv    aktiv

# Moodboard 2

Das zweite Moodboard in diesem Buch kannst Du zum Thema „Wünsche" gestalten. Nimm Dir diese Seiten wenn möglich erst zur Hand, wenn Du schon einige Monate lang Tagebuch führst. Überlege einmal, ob sich durch Deine Beschäftigung mit der Periode in Deinem Zyklus etwas geändert hat. Siehst Du die Zeit des Blutens jetzt anders? Fühlt sie sich anders an? Verwende dieses Moodboard, um ein bisschen zu träumen! Wie stellst Du Dir die ideale Periode vor? Wie stellst Du Dir den idealen Gesamt-Zyklus vor? Was würdest Du mit Hilfe der Drachin und der Nörglerin gerne an Deinem Leben ändern? Oder womit möchtest Du Dir Deine Auszeit so liebevoll und achtsam wie möglich gestalten? Fotos, Klebebildchen, Zeichnungen, Worte oder kurze Texte – alles hat hier auf diesen beiden Seiten Platz. Wie immer gilt: Es gibt kein Richtig und kein Falsch. Und vor allem: Es muss nur Dir gefallen, sonst niemandem!

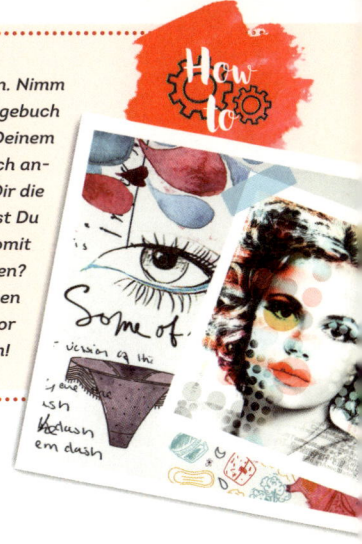

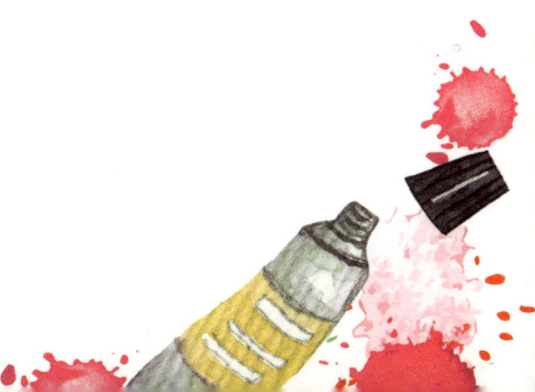

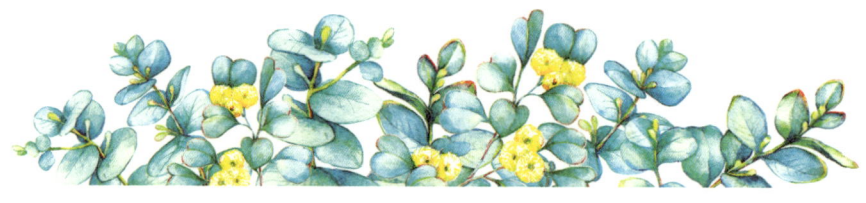

Marlene Streeruwitz

# „Die Menstruation ist etwas Heroisches"

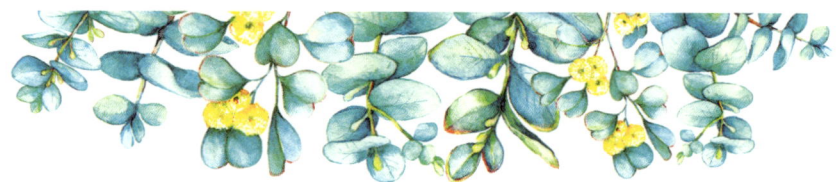

Marlene Streeruwitz ist eine der politisch engagiertesten Schreiberinnen unserer Zeit. Die österreichische Schriftstellerin, vielfach ausgezeichnet für ihre Romane und Theaterstücke, zählt zu den bedeutendsten AutorInnen der zeitgenössischen Literatur. Im Interview spricht sie über ihren ganz persönlichen Zugang zum weiblichen Zyklus.

**Maier:** *Schon in Ihrem allerersten Roman „Verführungen" beschreiben Sie immer wieder, wie die Hauptperson Helene ihre Periode hat, auf die Periode wartet oder wegen der Schmerzen Buscopan schluckt. Im Literarischen Quartett hat sich der Literaturpapst Marcel Reich-Ranicki damals unglaublich darüber aufgeregt, weil er kein Buch lesen will, das die Banalität des Lebens darstellt. Ist die Menstruation banal?*

**Streeruwitz:** Die Menstruation ist ja sehr viel und auch banal. Aber eine Sinneinheit wie die Menstruation auf eine einzige Eigenschaft zu reduzieren, das ist ideologisch. So wird Ideologie verbreitet. In Wahrheit ist die Menstruation ja auch das genaue Gegenteil, also das Besondere, außergewöhnlich, fürchterlich. Ich glaube, auf die Menstruation lässt sich fast jedes Adjektiv anwenden, das wir so kennen.

*Die Menstruation ist immerhin Teil unseres weiblichen Alltags...*

Und wenn jemand sagt, Alltag ist banal, dann ist das an sich schon ideologisch!

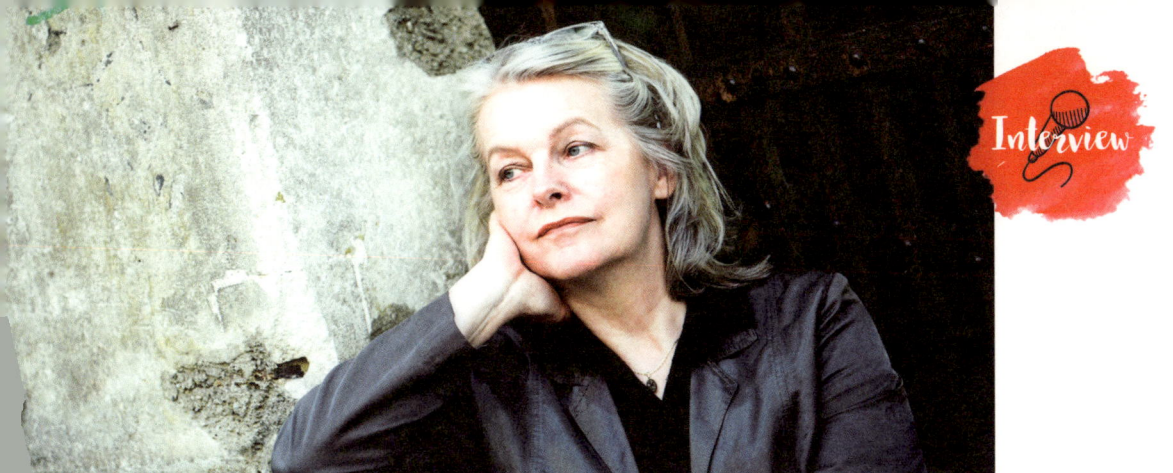

*Marlene Streeruwitz beschreibt in ihren Romanen die (oft alltäglichen) Schicksale von Frauen*

Weil diese Sichtweise ja davon ausgeht, dass es Sonntage gibt, an denen wir vollständige, großartige Personen sind – und sonst hatschen wir in einer Tiefe dahin. Und Frauen sowieso. Dieses post-christliche und post-griechisch-philosophische Ablehnen des Alltäglichen, in dem aber die Leben stattfinden – das lehne ich ab! Denn das ist genau der Punkt, an dem systemisch Frauen in eine Sphäre des Niedrigen weggeführt worden sind.

*Ins Banale.*

Genau. Und das heißt, wir können nichts Besonderes machen, wir können das Große und Hehre nicht, wir können nicht siegen, wir können keine Symphonien schreiben, wir können das Epos nicht, wir können gar nichts, weil wir ja im Banalen zuhause sind und wahrscheinlich doch besser kochen sollten.

*Ist die Menstruation also politisch?*

Die Menstruation ist hochpolitisch, selbstverständlich. Ich glaube, sie ist für jede Person selbst der Eintritt in die Politik der Geschlechter. Und sie ist der Eintritt in diese unglaubliche Körperlichkeit, die das weibliche Leben bedeutet.

*Wie würden Sie die Menstruation beschreiben?*

Ich würde sagen, dass das schon etwas Heroisches ist. Die Menstruation hat doch etwas Großartiges und ich finde auch etwas sehr Beflügelndes.

*Und wie haben Sie ganz persönlich ihre eigene Menstruation empfunden?*

Wie einen Gradmesser. Wie gut bin ich mit mir selber gerade, wie gut versteh ich mich selbst, wie gut ertrage ich mich selbst? Das lässt sich an der Menstruation schon gut sehen. Und da gab's und gibt's ein ewiges Vor und Zurück. Und die Menstruation gibt einen Takt – das Leben ist getaktet, im Mondzyklus gelebt.

*Klingt spirituell.*

Nein, das ist doch nett. Ich mag den Mond. Oder die Mond. (Lacht). Mit dem oder

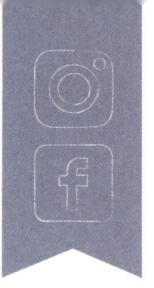

WIEDERVERWENDBAR
WASCHBAR
OHNE CHEMIKALIEN

**aus BIO Baumwolle**

# Ohne

MIT
FLAUSCH-KLETTER

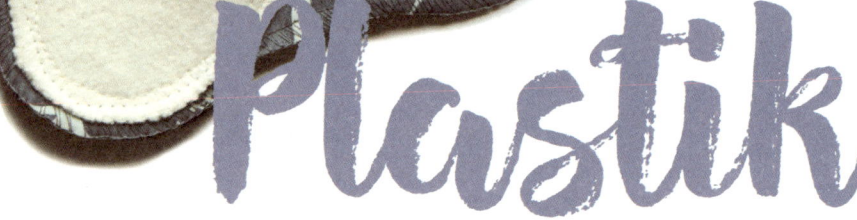

# Plastik
## Ohne Giftstoffe

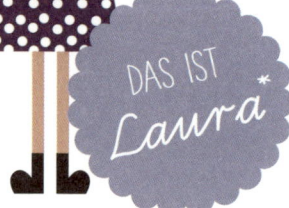

DAS IST
*Laura*

*DESIGNS KÖNNEN
VARIIEREN

WOLLKE.AT

1 WOLLKE
-ERSETZT ÜBER-
300 HYGIENE
SLIPEINLAGEN

MIT MEINER WOLLKE MÜLLBERGE VERKLEINERN
*Für dich und deine gesunde Umwelt.*

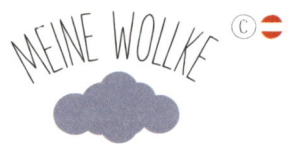

MEINE WOLLKE ©

der Mond in Einklang zu sein. Da muss ich jetzt nicht den Mond anbeten.

Außerdem ist die Menstruation auch ein Wahrnehmungsinstrument! Es ist ja eine etwas andere Wahrnehmung in dieser Zeit. Es verschiebt sich alles ein bissl – eine größere Wehleidigkeit, ein anderes Riechen, andere Sinnlichkeit. Ich fand das schon einen Gewinn, nicht so ein starres Messinstrument der Welt zu sein, sondern ständig in diesem Fluss der eigenen Zeit und der Zeit außerhalb. So gesehen: Hat die Menstruation nicht auch was Befriedigendes?!

*Unbedingt! Also ich hatte immer das Gefühl, dass ich da Zugang zu einer Welt habe, die Männern komplett verschlossen ist.*

Und es bringt so eine sinnliche Kostbarkeit mit sich. Diese Feinteiligkeit beobachten zu können, was da alles möglich ist und wie das jedes Mal ist. Das ist schon eine ganz besondere Form der Lebendigkeit.

*Auch eine schmerzvolle?*

Das auch, aber das war ja dann immer im Zusammenhang mit Schwierigkeiten. Es ist mir schon ganz klar geworden, dass wenn's rundherum ganz arg ist oder mein Selbstvertrauen ganz tief im Keller, dann wird auch das schwierig.

*Gab es in Ihrem Leben besondere Erlebnisse – positive, peinliche, negative – die Sie mit der Menstruation in Verbindung bringen?*

Zum Beispiel die Szene in meinem Roman *Verführungen.* mit dem weißen Stuhl beim Gespräch und den Blutflecken – das ist erlebt. Das war in der Wiener Innenstadt, und da musste ich mir dann einen Pullover kaufen und hab den umgeschlungen, damit ich nach Hause gehen kann. Das war eine von diesen Menstruationen, wo man so ausrinnt.

*Ja, das ist wohl jeder von uns schon passiert!*

Die Menstruation bindet in eine kollektive Körperlichkeit. Weiblichkeit hat ja keine kollektive Beschreibung, wie Männlichkeit das ganz selbstverständlich hat. Das ist ja der Fluch, unter dem wir leben: Es gibt nur den Mann, der beschreibt die Welt, und die Frau muss sich daraus ableiten. Wir müssen also Weiblichkeit sowohl philosophisch wie spirituell immer auf das Patriarchat zurückführen. Und da ist es sehr schön, dieses Instrument der Menstruation zu haben und zu sagen: „Das haben alle Frauen. Das ist jetzt ein Körper, der ist ähnlich wie diese vielen, und auf die kann ich mich berufen, und ich bin nicht die einzige, die dieses Phänomen teilt." Und das ist dann manchmal schon sehr gemütlich, sogar nur auf dieser Ebene, sich nicht alleine fühlen zu müssen! ●

# Datum des 1. Tages der Periode:

..............................................................

Letzte Periode vor .......... Tagen          Dauer der Blutungen: ..... Tage

Positive Ereignisse der letzten 4 Wochen ┊ Negative Ereignisse der letzten 4 Wochen

**Träume.** Notiere hier Träume kurz vor oder während der Blutungen.

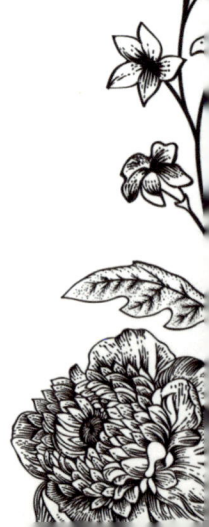

**PMS:** Wie hast Du die letzten Tage vor Einsetzen der Blutung erlebt? Lies noch mal den Text auf Seite 32, wenn Du die Drachin und die Nörglerin erforschen willst.

● Körperliche Beschwerden

● Die Innere Nörglerin

● Die Drachin

**Bloody Times!** Wie geht es Dir diesmal körperlich und emotional, während Du blutest? Du kannst hier für jeden Tag der Periode ein paar Sätze notieren, aber auch die ganze Periode am Stück, wichtige Ereignisse oder Erkenntnisse niederschreiben.

**Tag 1:**

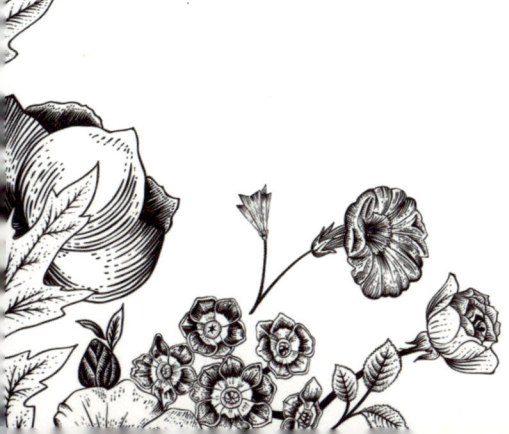

**Weiter geht's mit Bloody Times!** Notiere an den einzelnen Tagen Positives wie Negatives. Schreibe Stichworte oder lange Texte – ganz wie es Dir gefällt.

**Tag 2:**

**Tag 3:**

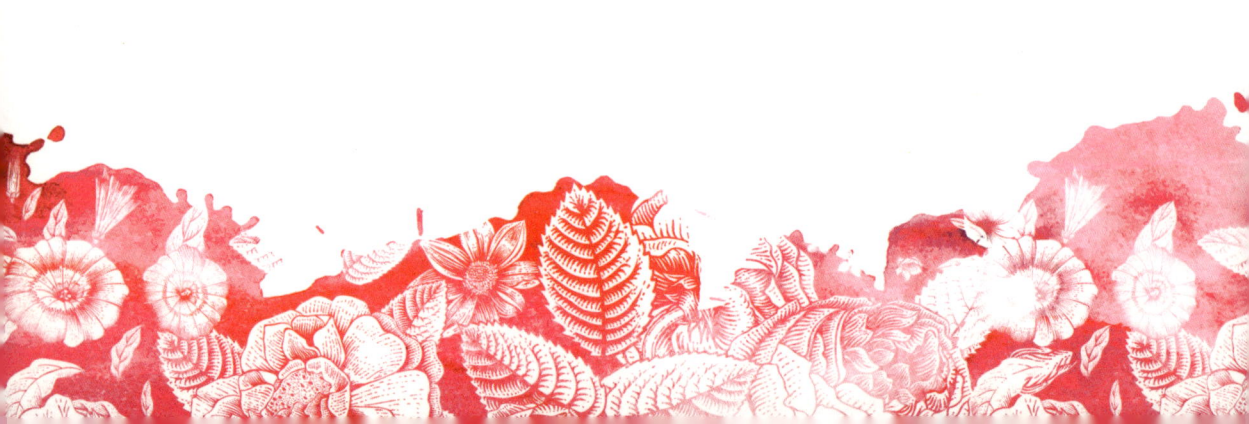

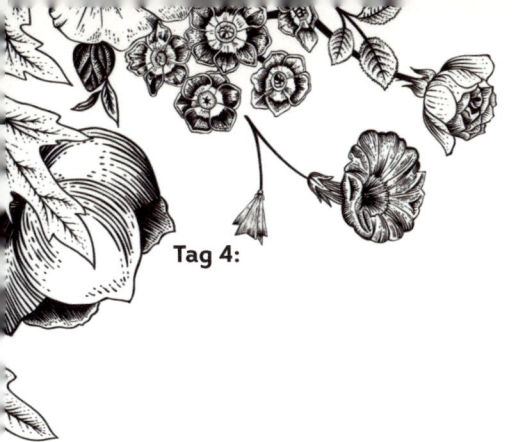

**Tag 4:**

**Tag 5 und folgende:**

Was wünscht Du Dir für den nächsten Monat?

**Auszeit genommen:** ◯ ja ◯ nein   Wie lange? ........................

verletzlich wütend **dynamisch** antriebslos
niedergeschlagen traurig **zurückgezogen** fröhlich
reizbar kreativ melancholisch aufgedreht
gesellig harmonisch gestresst
**überfordert** liebevoll in der eigenen Mitte
eins mit der Welt schwach *Emotions Wolke* **hoffnungslos** insichgekehrt
großherzig depressiv weinerlich gefühlvoll
ängstlich **schusselig** kälteempfindlich passiv unkonzentriert
schlapp friedlich müde hungrig schlecht gelaunt intuitiv
**energiegeladen** **angespannt**
aktiv

# Datum des 1. Tages der Periode:

..............................................

Letzte Periode vor ......... Tagen          Dauer der Blutungen: ..... Tage

**+** Positive Ereignisse der letzten 4 Wochen ┊ Negative Ereignisse der letzten 4 Wochen **−**

**Träume.** Notiere hier Träume kurz vor oder während der Blutungen.

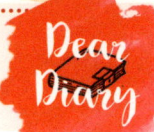

**PMS:** Wie hast Du die letzten Tage vor Einsetzen der Blutung erlebt? Lies noch mal den Text auf Seite 32, wenn Du die Drachin und die Nörglerin erforschen willst.

- Körperliche Beschwerden

- Die Innere Nörglerin

- Die Drachin

**Bloody Times!** Wie geht es Dir diesmal körperlich und emotional, während Du blutest? Du kannst hier für jeden Tag der Periode ein paar Sätze notieren, aber auch die ganze Periode am Stück, wichtige Ereignisse oder Erkenntnisse niederschreiben.

**Tag 1:**

**Weiter geht's mit Bloody Times!** Notiere an den einzelnen Tagen Positives wie Negatives. Schreibe Stichworte oder lange Texte – ganz wie es Dir gefällt.

**Tag 2:**

**Tag 3:**

**Tag 4:**

**Tag 5 und folgende:**

Was wünscht Du Dir für den nächsten Monat?

**Auszeit genommen:** ◯ ja ◯ nein     Wie lange? ...........................

verletzlich   wütend   **dynamisch**   antriebslos
reizbar   niedergeschlagen   traurig   **zurückgezogen**
gesellig   kreativ   melancholisch   aufgedreht
**überfordert**   harmonisch   gestresst
eins mit der Welt   schwach   liebevoll   in der eigenen Mitte
großherzig   depressiv   *Emotions Wolke*   **hoffnungslos**   aktiv
ängstlich   **schusselig**   kälteempfindlich   weinerlich   gefühlvoll
müde   hungrig   **angespannt**   passiv   unkonzentriert   fröhlich
**energiegeladen**   friedlich   schlecht gelaunt   intuitiv   insichgekehrt
schlapp

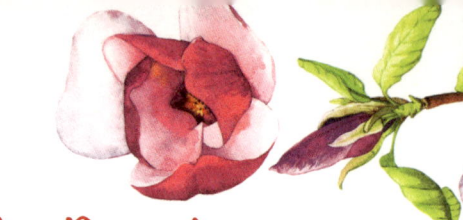

# Datum des 1. Tages der Periode:

..........................................................

Letzte Periode vor .......... Tagen       Dauer der Blutungen: ..... Tage

Positive Ereignisse der letzten 4 Wochen : Negative Ereignisse der letzten 4 Wochen

**Träume.** Notiere hier Träume kurz vor oder während der Blutungen.

**Periode 14.** *Gratulation! Vierzehn Mal bist Du nun schon durch den Zyklus gebraust und hast der Sprache Deines Blutes gelauscht. Blättere zurück zu den ersten Einträgen, lies nach – und sei stolz darauf, was Du erlebt und entdeckt hast.*

*Dear Diary*

**PMS:** Wie hast Du die letzten Tage vor Einsetzen der Blutung erlebt? Lies noch mal den Text auf Seite 32, wenn Du die Drachin und die Nörglerin erforschen willst.

- Körperliche Beschwerden

- Die Innere Nörglerin

- Die Drachin

**Bloody Times!** Wie geht es Dir diesmal körperlich und emotional, während Du blutest? Du kannst hier für jeden Tag der Periode ein paar Sätze notieren, aber auch die ganze Periode am Stück, wichtige Ereignisse oder Erkenntnisse niederschreiben.

**Tag 1:**

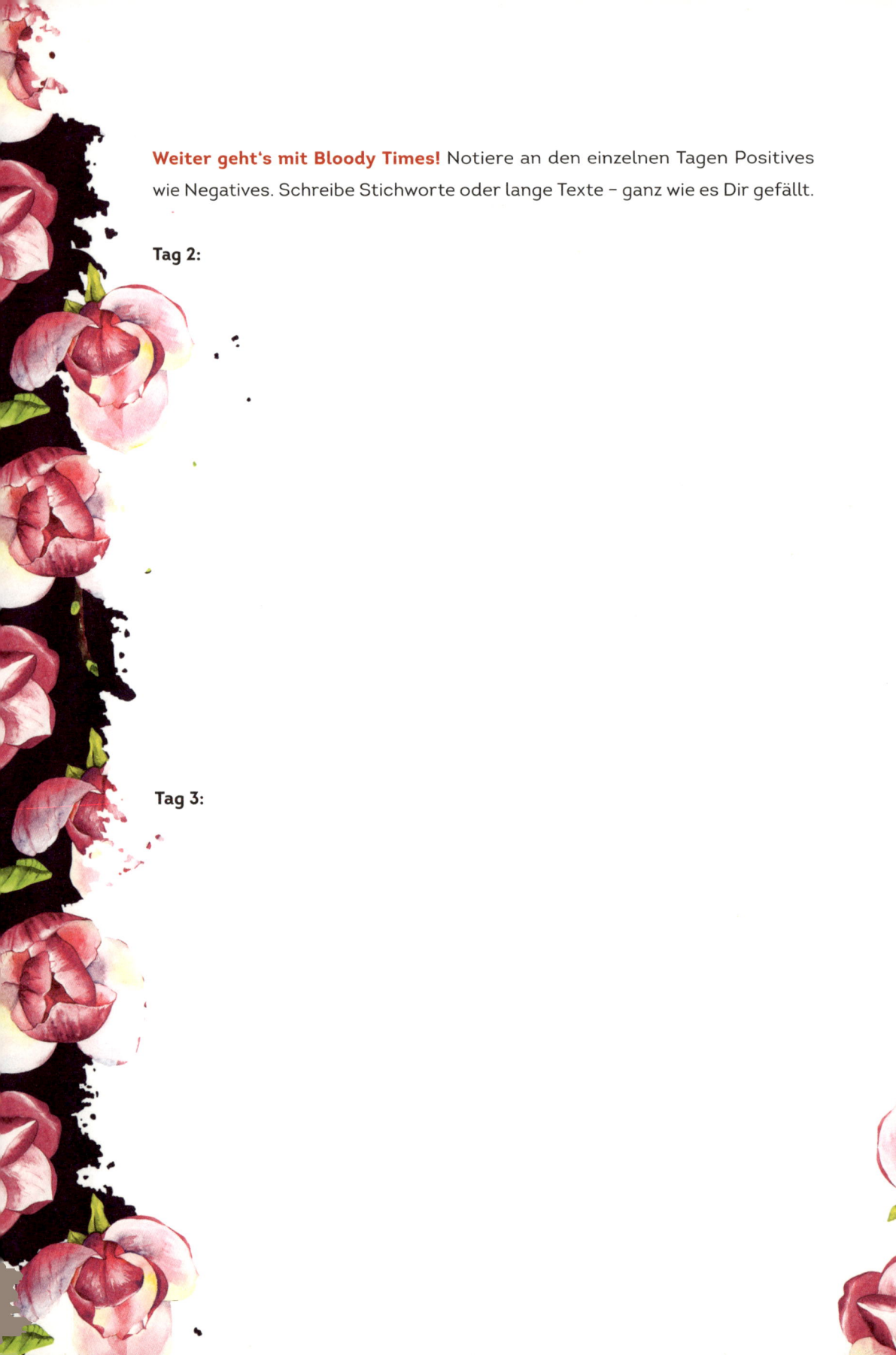

**Weiter geht's mit Bloody Times!** Notiere an den einzelnen Tagen Positives wie Negatives. Schreibe Stichworte oder lange Texte – ganz wie es Dir gefällt.

**Tag 2:**

**Tag 3:**

**Tag 4:**

**Tag 5 und folgende:**

Was wünscht Du Dir für den nächsten Monat?

**Auszeit genommen:** ◯ ja ◯ nein     Wie lange? ...........................

verletzlich   wütend   **dynamisch**   antriebslos
reizbar   niedergeschlagen   traurig   **zurückgezogen**
gesellig   kreativ   melancholisch   gestresst   aufgedreht
**überfordert**   harmonisch   liebevoll   in der eigenen Mitte
schwach   fröhlich   *Emotions Wolke*   **hoffnungslos**
ängstlich
großherzig   depressiv   weinerlich   schlapp
müde   **schusselig**   kälteempfindlich   passiv   unkonzentriert   aktiv
hungrig   friedlich   **energiegeladen**   intuitiv   gefühlvoll
schlecht gelaunt   eins mit der Welt
**angespannt**   insichgekehrt

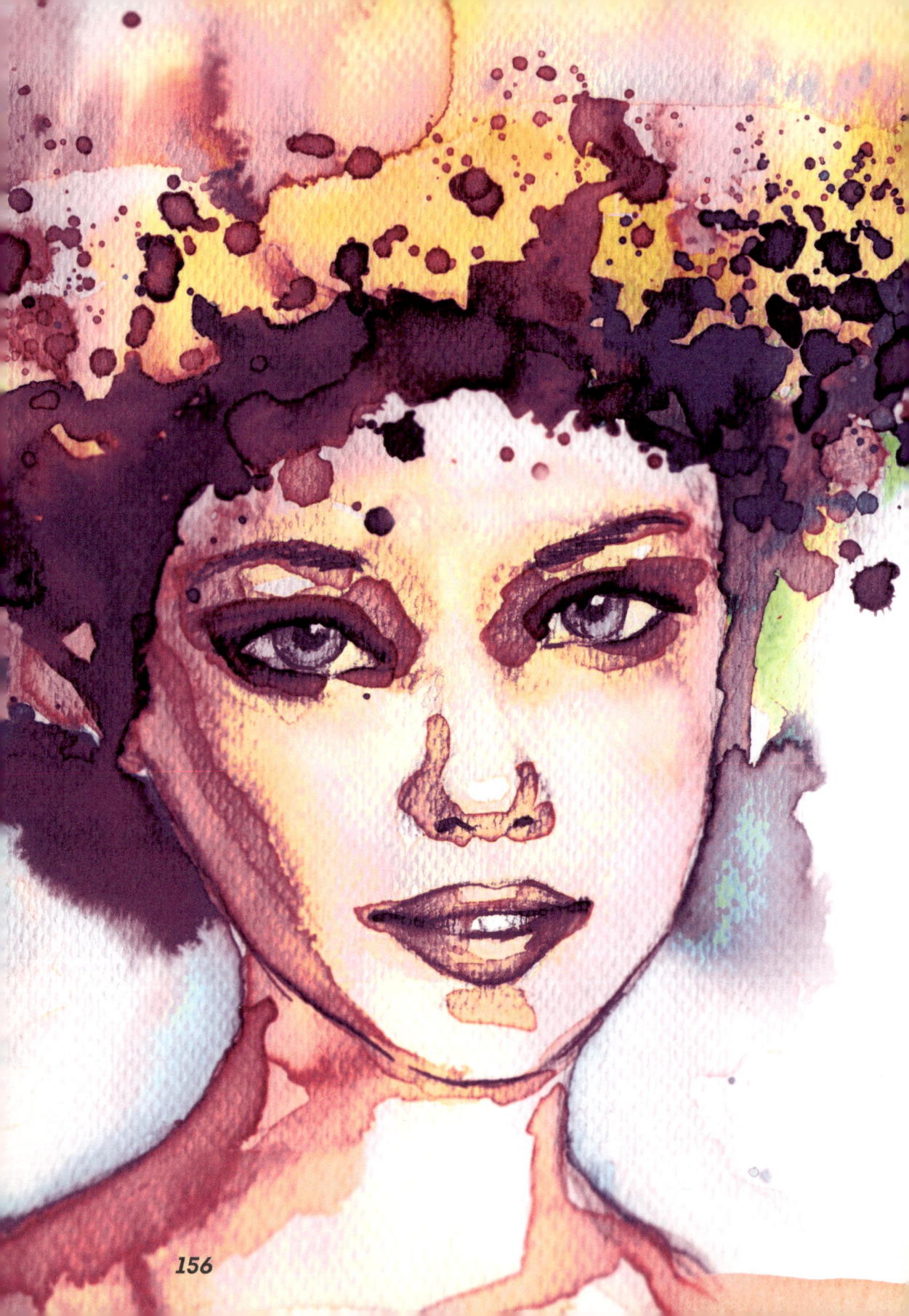

# Der Ruf der Königin

**Meine kleine Fabel
zum Abschied aus diesem Buch.**

Es war einmal vor gar nicht langer Zeit – denn im Angesicht der Ewigkeit scheinen tausend Jahre wie ein Wimpernschlag – eine Königin. Sie war die Herrscherin des Himmels und der Erde, der Steine und des Wassers, der Tiere und der Menschen. Denn sie hatte alles und alle erschaffen. Man nannte sie die Große Mutter und liebte und ehrte sie, so wie sie alle ihre Geschöpfe inniglich liebte, wie nur eine Mutter ihre Kinder lieben kann.

Die Lieblingsbeschäftigung der Königin war tanzen, und so gab sie jedem ihrer Geschöpfe bei der Geburt einen Rhythmus, mit dem es sich fortan durchs Leben bewegen sollte. Das konnte ein majestätischer Reigentanz sein, wie sie ihn für die Sterne ausgesucht hatte, ein wellenförmiges Hin- und Herschaukeln im Wiegeschritt, das sie für die Meere bestimmt hatte oder eine wilde Polka, mit der die Eintagsfliege durch ihr Leben sprang. Manche Tänze dauerten lange, manche währten nur kurz – aber immer wenn ein Geschöpf seinen Tanz beendet hatte, nahm die Königin es wieder in ihren Schoß auf und gebar es von Neuem. Und so konnte das Geschöpf den Tanz erneut tanzen oder einen anderen lernen, je nachdem.

Hin und wieder gönnte sich die Königin eine kleine Ruhepause, und wenn sie dann ihren Blick über den tanzenden Kosmos schweifen ließ, murmelte sie leise „Wie schön!", und ihr Herz hüpfte vor Glück.

Die Königin schuf alle ihre Geschöpfe nach ihrem Ebenbild, und so war es auch bei einer Gattung von Lebewesen, die sie auf einem blauen Planeten ansiedelte, dem sie die Farbe ihrer Augen gegeben hatte. Diese Geschöpfe nannten sich selbst „Menschen". Viele tausende Jahre lang tanzten die Menschen den Tanz, den ihnen die Königin zugedacht hatte, und liebten ihre Große Mutter. Eines Tages jedoch sagten ein paar Menschen: „Wir haben den Tanz jetzt schon so lange getanzt, wir kennen ihn in- und auswendig. Wir wollen ein bisschen aus der Reihe tanzen!". „Na so was", dachte die Königin und wendete den Blick erstaunt den Menschen zu, „da habe ich ja ein eigenwilliges Kind in die Welt gesetzt". Aber wie jede Mutter fand auch die Königin eigenwillige Kinder äußerst interessant, und so sagte sie nach kurzem Nachdenken: „Nun gut, wenn ihr wollt, so macht es. Vielleicht erfindet ihr ja einen Tanz, den ich noch nicht kenne. Aber wehe, ihr stört dabei den Tanz eines anderen Geschöpfs!"

Jubelnd liefen die Menschen in ihre Heimat zurück, um ein wenig aus der Reihe zu tanzen. Die Menschenfrauen aber hielt die Königin zurück. Sie wartete, bis die Menschenmänner hinter einem Hügel verschwunden waren und sprach: „Wie ihr wisst, habe ich Euch einen wunderbaren Körperteil namens Gebär-Mutter gegeben, damit ihr wie ich Leben schaffen könnt. Und in Eure Eierstöcke habe ich zwei Millionen kleine Monde versenkt, die im Rhythmus des Mondes, der um Euren blauen Planeten tanzt, wachsen und zu neuem Leben werden oder sterben." „Ja, wir wissen es, Große Mutter", antworteten die Menschenfrauen. „Ich werde Euch jetzt verlassen, damit ihr ungestört aus der Reihe tanzen und Eure eigenen Erfahrungen machen könnt. Aber wenn ihr meine Hilfe braucht, könnt ihr mich rufen: Einmal im Monat, wenn das heilige Blut der Schöpfung zwischen euren Beinen heraustropft und euch daran erinnert, dass ihr Königinnen seid wie ich, dann werde ich eure Rufe hören können." Mit diesen Worten drehte sich die Königin um und ging. Sie war den Blicken der Menschenfrauen schon fast entschwunden, als sie sich noch einmal umwendete. „Wenn ihr Menschen allerdings die Harmonie des Großen Ganzen, den Tanz der Geschöpfe, mit eurer Eigenwilligkeit stört, dann werde ich mich bei euch melden und zur Vernunft rufen, ebenfalls in den Tagen des Mond-Blutes." „Aber wie werden wir dich hören und verstehen können?", fragten die Menschenfrauen. „Ich werde an euch ziehen und zerren, bis euch schlecht ist, und wenn ihr euch schlecht genug fühlt, dann werdet ihr euch irgendwann an mich erinnern und mich verstehen", antwortete die Königin. „Ein bisschen Strafe muss schon sein", fügte sie noch grinsend hinzu. Aber das hörten die Menschenfrauen schon nicht mehr, denn die Königin war zu ihrem Tanz zurückgekehrt.

Ja, so hat sich die Geschichte zugetragen, vor zwei-, oder drei- oder nochmehrtausend Jahren. Aber was sind schon zwei- oder dreitausend Jahre? Wimpernschläge im Angesicht der Ewigkeit. ●

Adieu und macht es gut,
meine Lieben!
Eure Sabine

ISBN 978-3-903070-07-3
Erste Auflage
© 2018 Wundergarten Verlag, Wien

Ein herzliches Dankeschön an Lilly Maier, Eva Hammani-Freisleben und Miriam Hirmke!

**Grafik und Layout:** Carina  Reindl
**www.carinareindl.com**

**Druck:** Alföldi, Debrecen
Printed in the EU

**Wundergarten Verlag**
Sabine Maier
Phorusgasse 7
1040 Wien
**www.wundergarten.at**